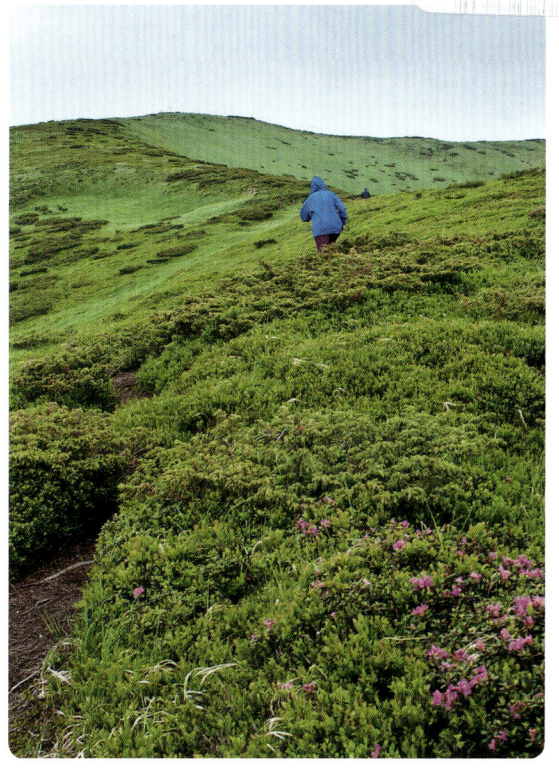

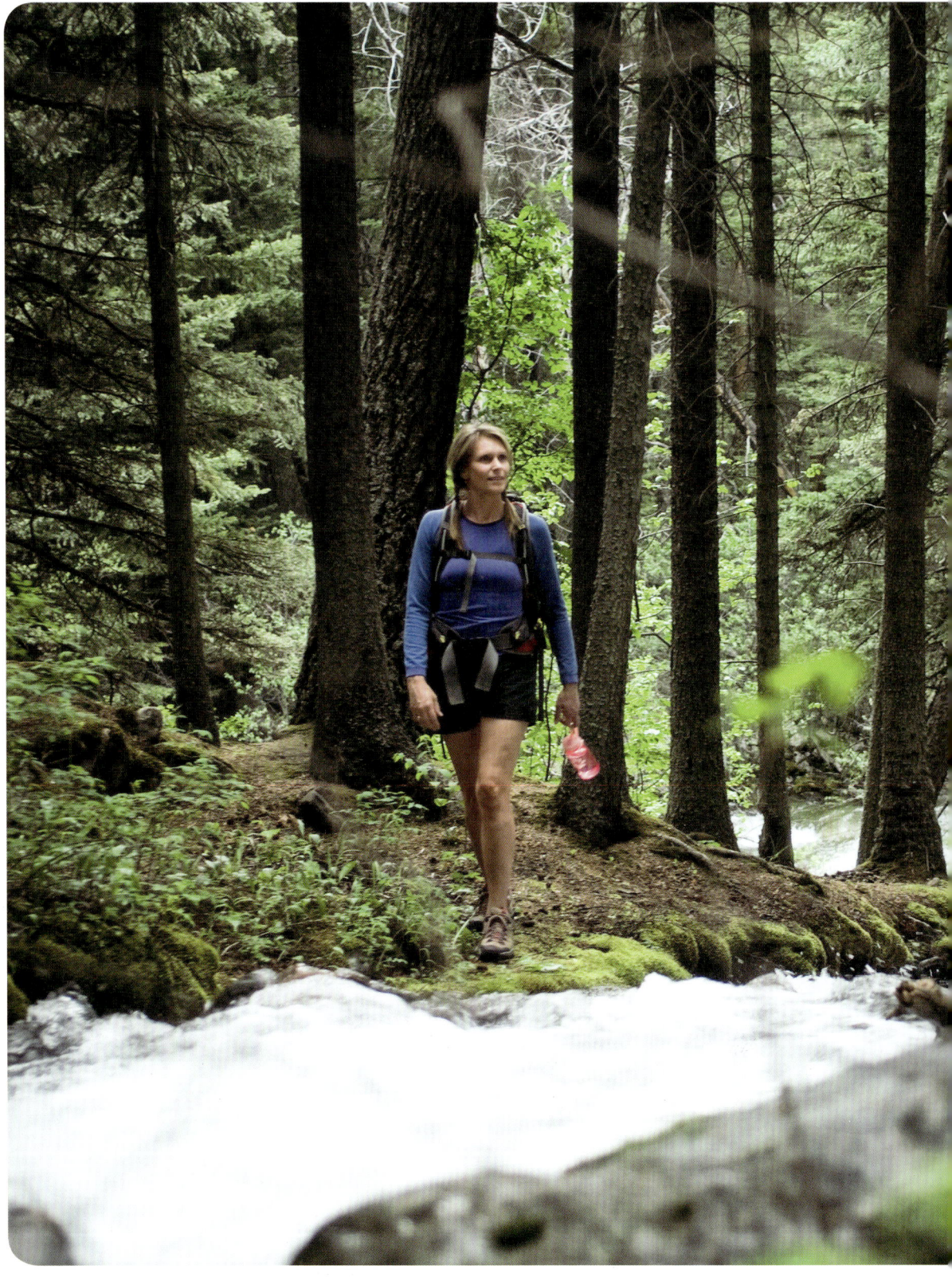

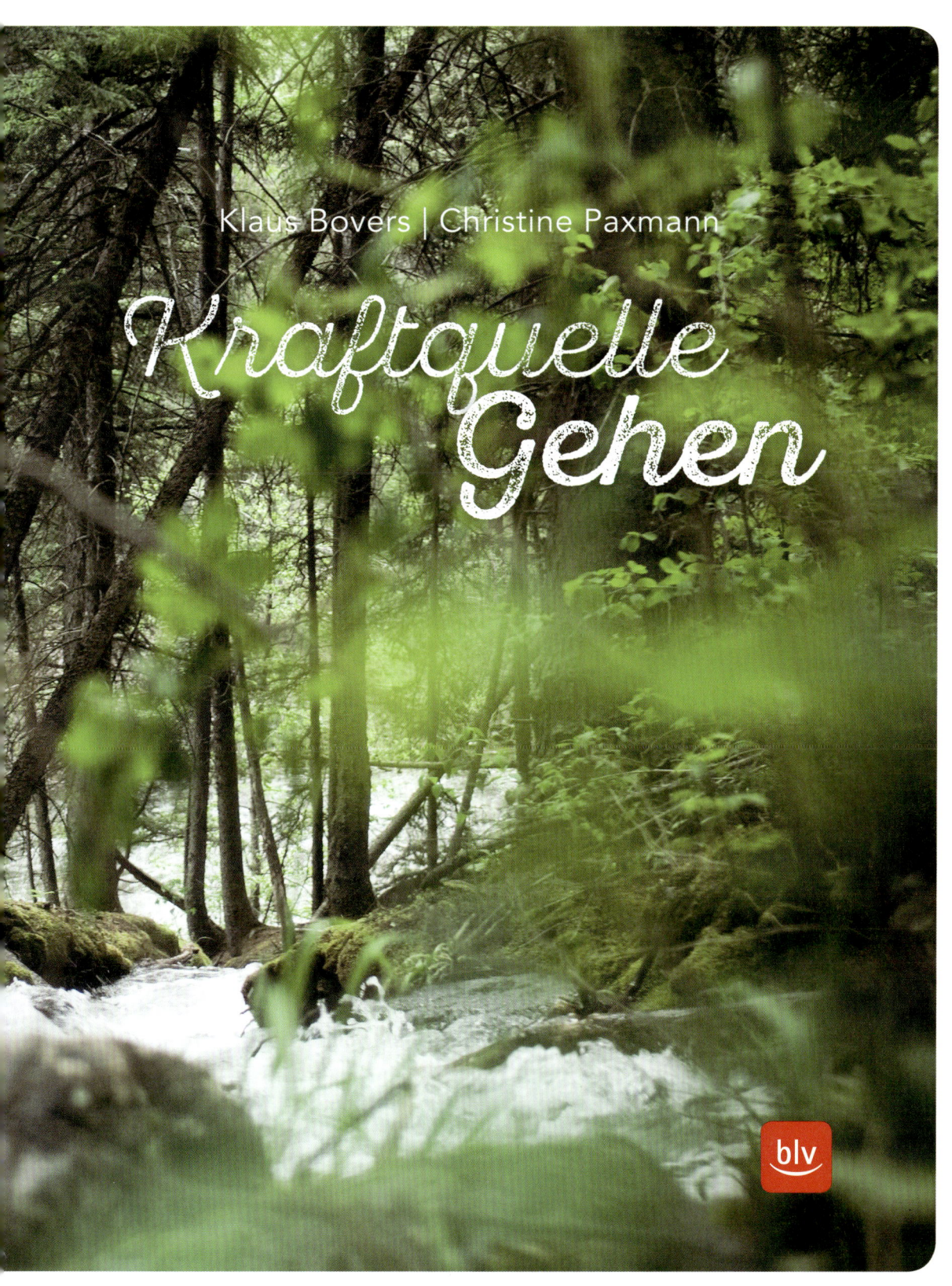

Klaus Bovers | Christine Paxmann

Kraftquelle Gehen

blv

Inhalt

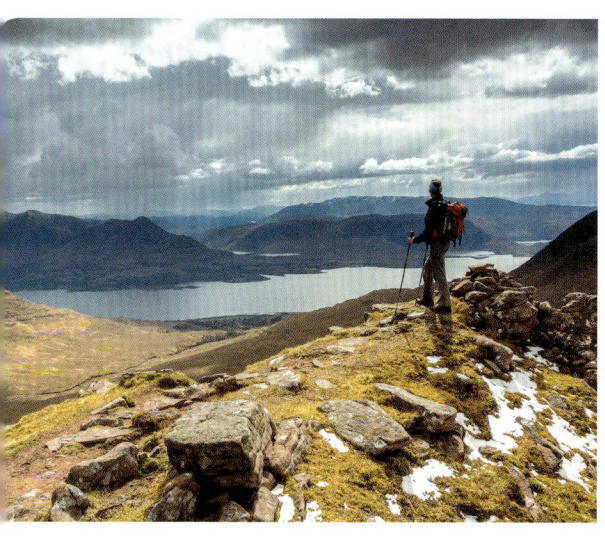
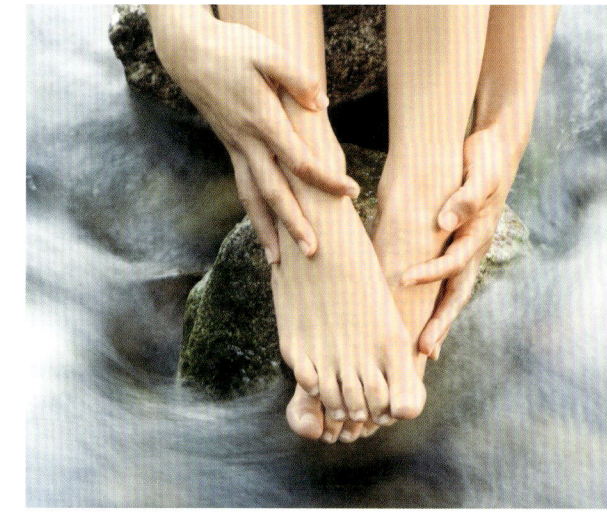
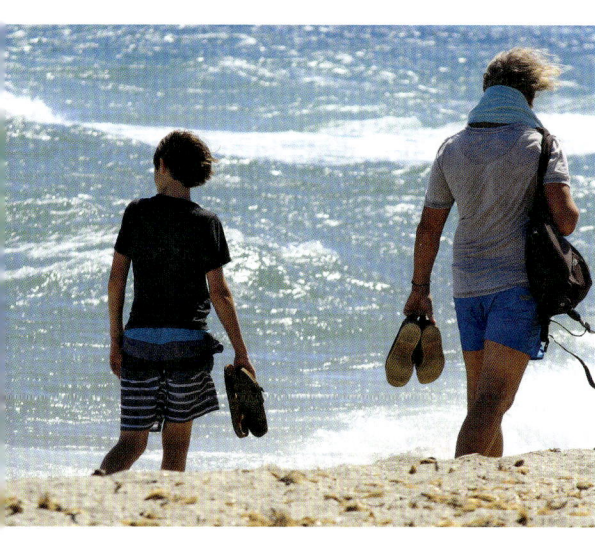
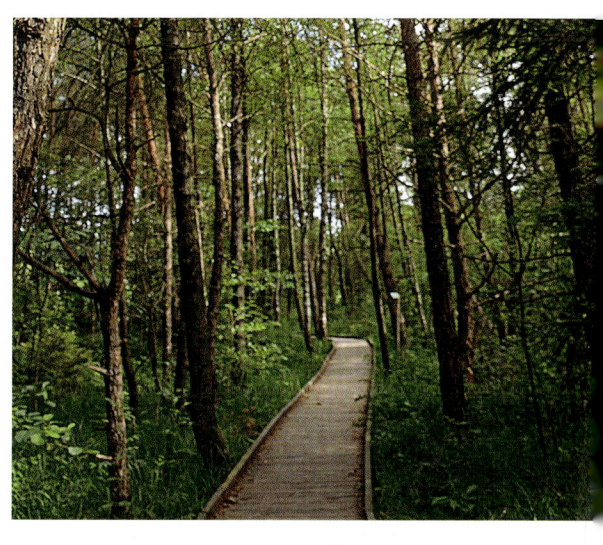
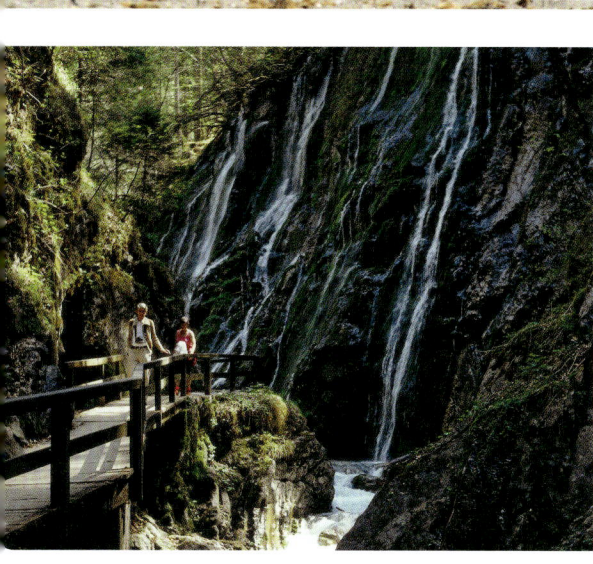
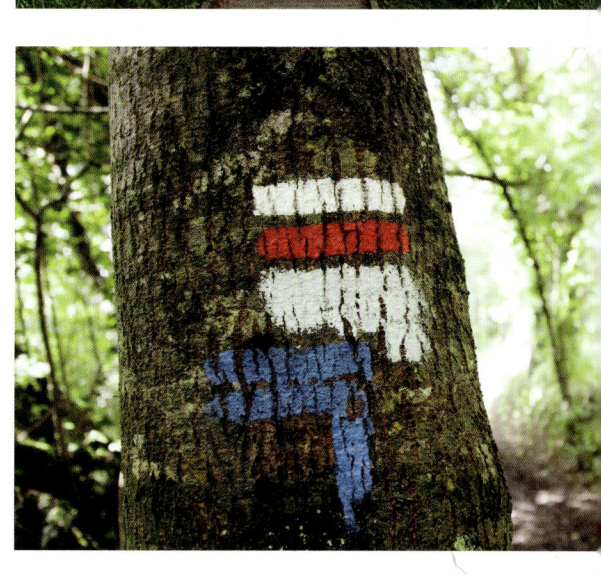

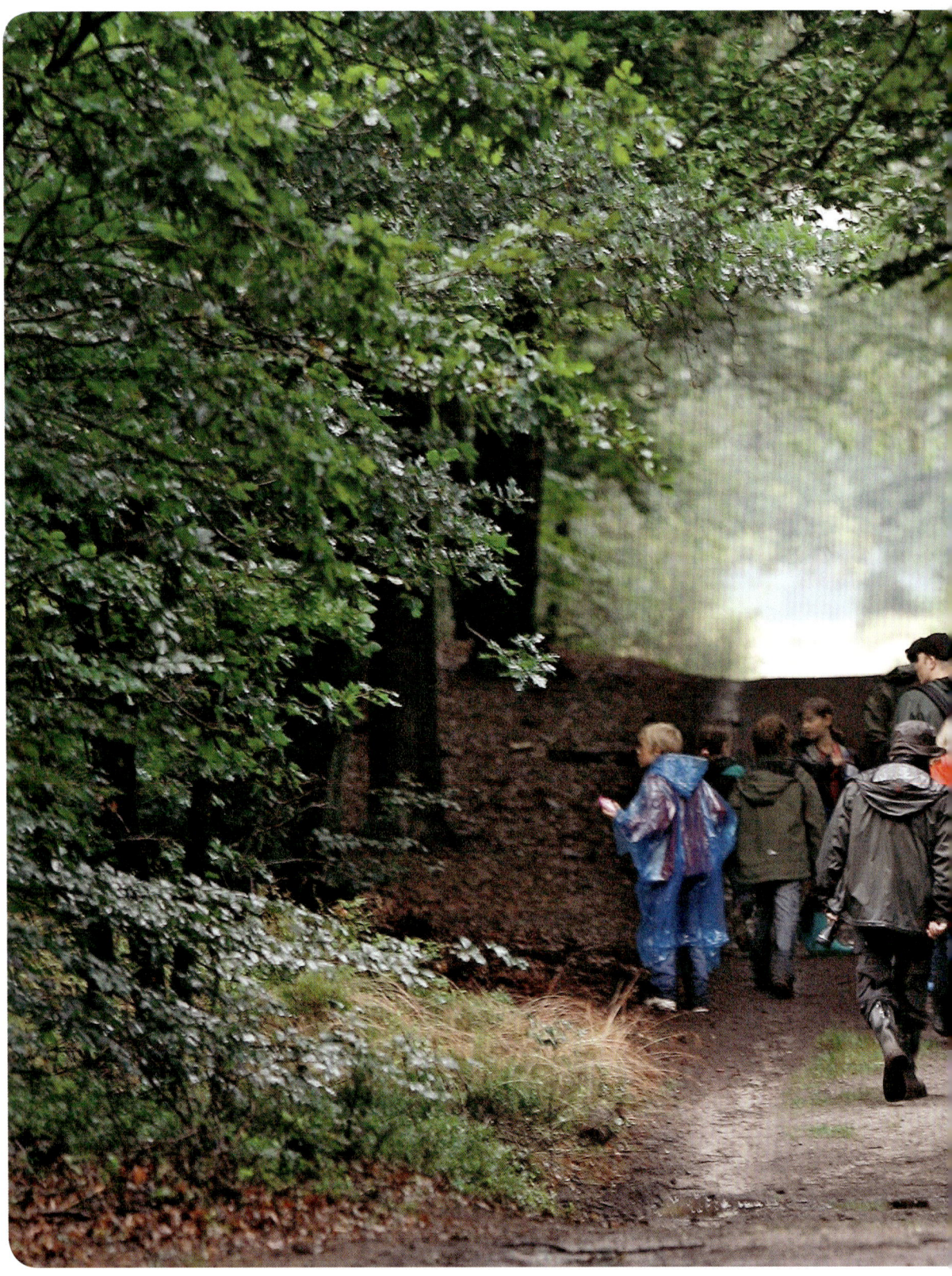

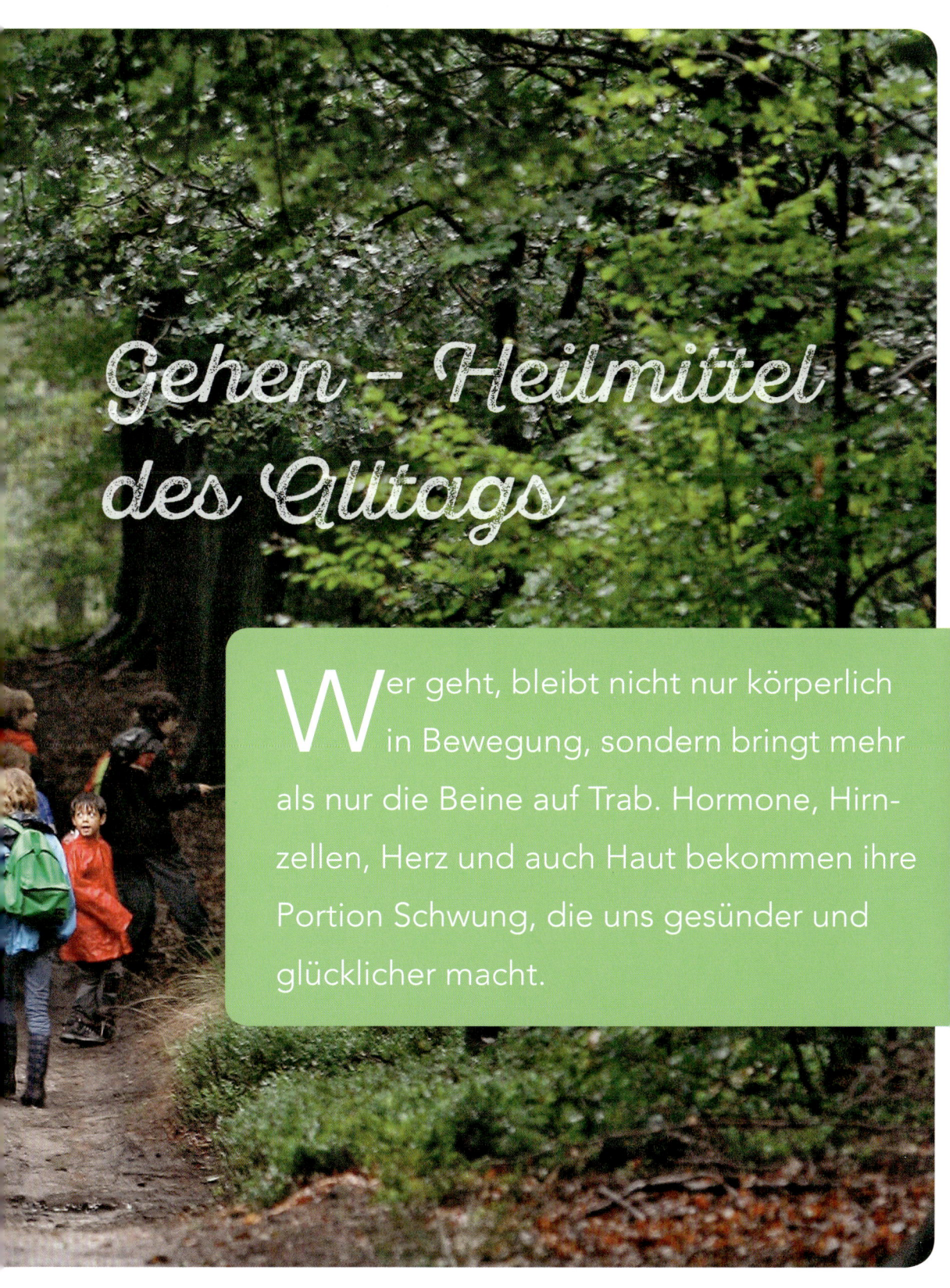

Gehen – Heilmittel des Alltags

Wer geht, bleibt nicht nur körperlich in Bewegung, sondern bringt mehr als nur die Beine auf Trab. Hormone, Hirnzellen, Herz und auch Haut bekommen ihre Portion Schwung, die uns gesünder und glücklicher macht.

Was geht?

Warum uns Gehen antreibt

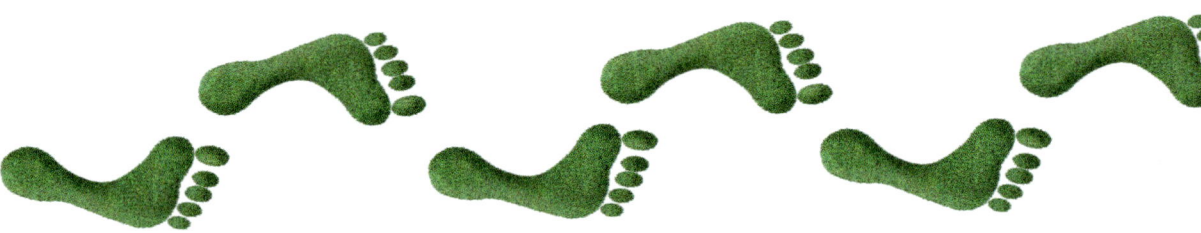

»Gehen« ist ein starkes Wort. Um es als Verb zu verwenden, müssen wir es erst einmal beugen: Gehen, ging, gegangen – so haben wir es gelernt. Ein starkes und sicher auch ein ganz altes Wort. Es war schließlich die Evolution, die den ersten Hominiden losgeschickt hat, im aufrechten Gang, auf zwei Beinen. Inzwischen ist er auf dem Globus überall vorbeigegangen und hat seine Spuren hinterlassen. Ohne von irgendwo fortzugehen, wäre er nirgends angekommen, ohne Schritt kein Fortschritt, sozusagen.

Doch ist Gehen deshalb gleich eine Kraftquelle? Gehen kostet doch eher Kraft. So sieht es zum Beispiel unser Nachwuchs, wenn er in den Ferien gegen die geplante Almwanderung protestiert: »Zu Fuß gehen? Wie die Tiere!« Wo wir doch längst alle fahren können! Sogar auf zwei Beinen mit diesen Segway-Rollern; und jetzt sogar übers Wasser!

Zugegeben, die Beispiele hinken, sie stehen eigentlich nur herum und beweisen nichts. Beim Stand-up-Paddeln wie beim Rollern mit dem Segway. Beides sind im Grunde Exempel für Stillstand auf zwei Beinen. Doch dafür sind die nicht gemacht, so viel steht fest.

Ein moderner Arzt hat mal gesagt, jeder von uns habe zwei eingebaute Anti-Aging-Medikamente, das linke und das rechte Bein. Wir scheinen das aber vor lauter Ablenkungen des modernen Lebens vergessen zu haben. Sind wir zu faul geworden für die natürlichste Art der Bewegung?

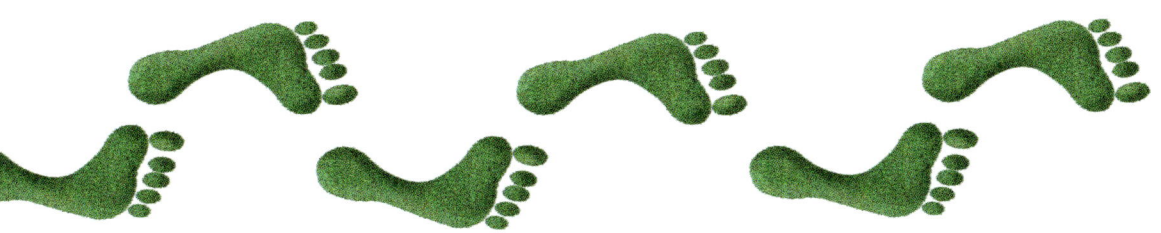

Jetzt kommen die Einwände der Jogger, Mountainbiker, Leichtathleten und Freeclimber. Dabei sind die nun wirklich nicht gemeint, haben sie doch ihre ganz eigenen Kraftquellen, genannt Training, oder was ihnen sonst noch so als brauchbar erscheint.

Uns geht es um die ganz alltäglichen Zweibeiner, die bekanntermaßen mehr sitzen, als dass sie nennenswerte Strecken zu Fuß zurücklegen. Von denen haben sich manche mit einem Schrittzähler ausgestattet, um die gerade aktuellen Fitnessempfehlungen umzusetzen. Schaden tut ihnen das zwar nicht, aber die »Kraftquelle Gehen« entdecken sie auf diesem leistungsorientierten Weg nur bedingt.

Im Grunde ist alles viel einfacher und bestimmt viel weniger von moderner Freizeittechnik abhängig als bei anderen Sportarten. Wer will, kann natürlich auch das Gehen seine Sportart nennen, ein wenig Branding fürs persönliche Image schadet nie. Nur bei der Ankündigung: »Ich gehe jetzt!« kann es vielleicht noch zu Missverständnissen kommen. Ein spannendes Thema also.

Aber ganz im Ernst: Gehen kann für jeden die Kraftquelle seines Lebens sein, wenn er sich mit ein paar einfachen Dingen vertraut macht und noch zwei gesunde Beine hat. Wir wollen Ihnen zeigen, warum das so ist – und wie es geht.

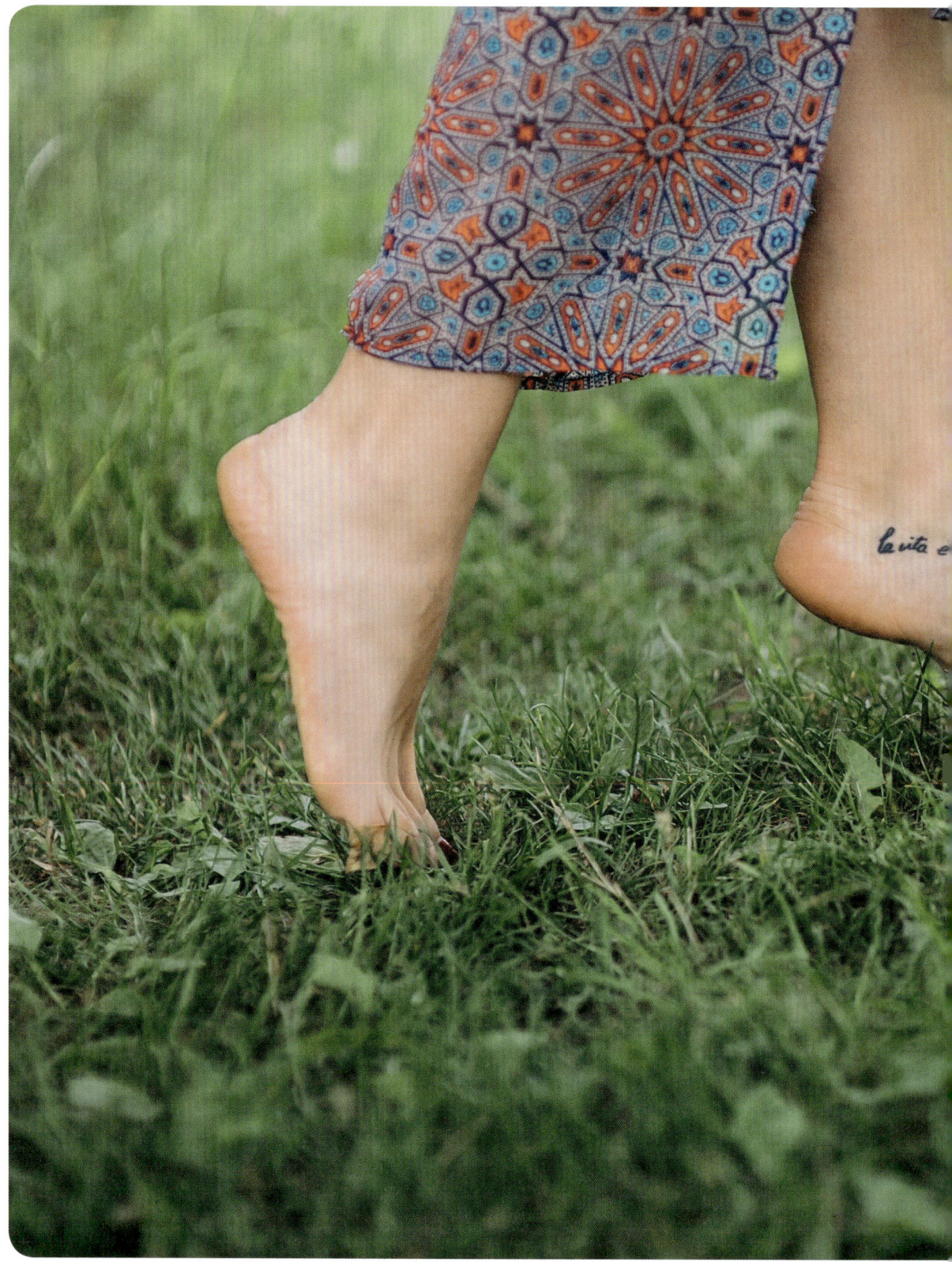

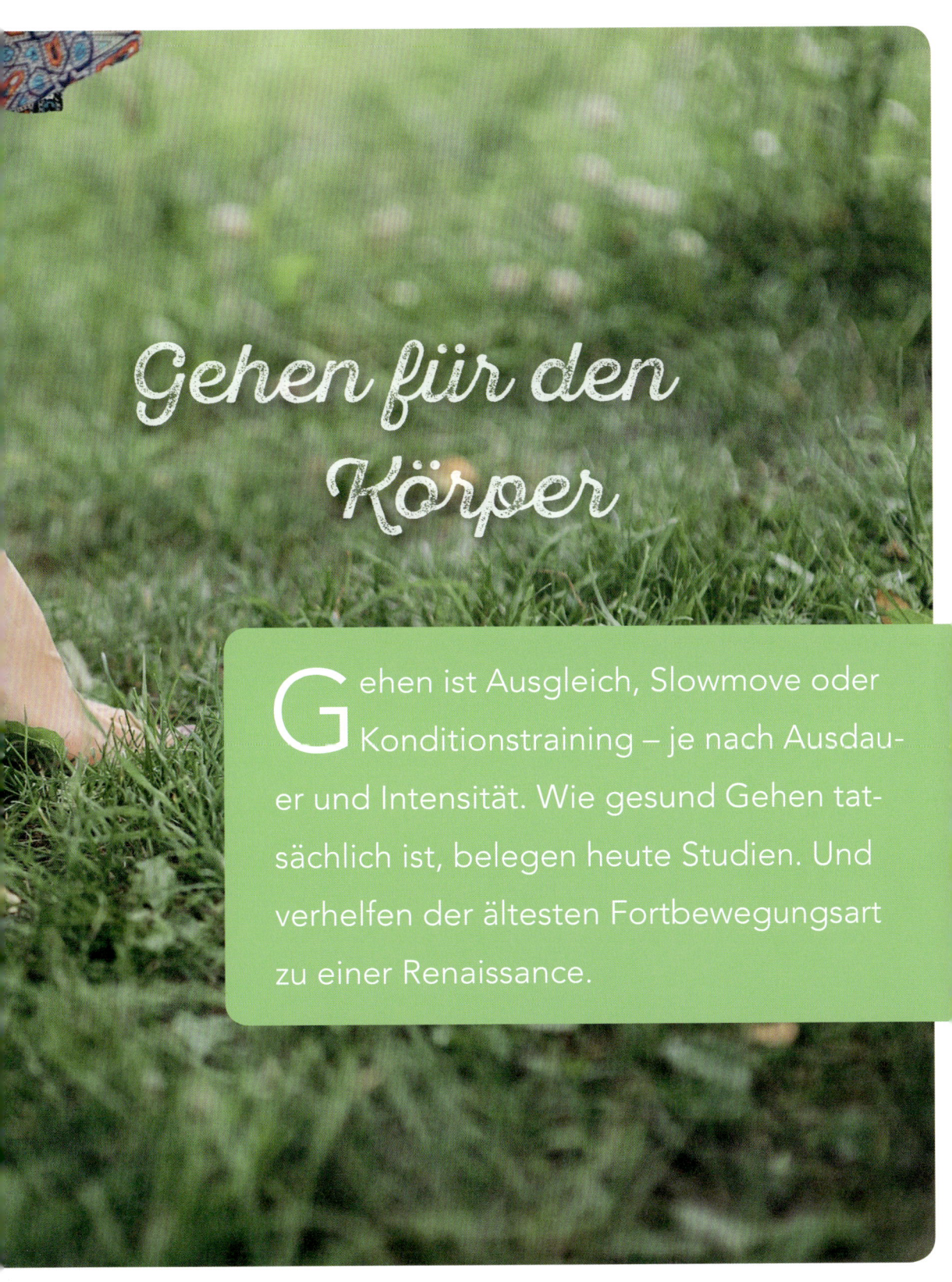

Gehen für den Körper

Gehen ist Ausgleich, Slowmove oder Konditionstraining – je nach Ausdauer und Intensität. Wie gesund Gehen tatsächlich ist, belegen heute Studien. Und verhelfen der ältesten Fortbewegungsart zu einer Renaissance.

Generation Schrittzähler

Wir sind heute eine Generation der Selbstoptimierer. Nach bald 40-jähriger Jogging-Ära, beginnend in den 1970er-Jahren in den USA, ist Laufen immer noch Trend und gehört fast zum Leistungskanon. Jetzt holt das Gehen auf, das dank Digitalisierung messbar sportlich wird. Fit ist heute nur, wer Strecken und Kondition nachweisen kann. Schritt für Schritt. Oder steckt im Gehen ein Mehrwert?

Der Mehrwert

»Herzfrequenzanalysen, integriertes GPS, Online-Funktionen zur Musiksteuerung, Fitness-Tracker, die alle zurückgelegten Schritte speichern, Kalorienverbrauchanzeige bei Intensitätsminuten, Erinnerungsalarm, wenn es Zeit für Bewegung ist, Trainingstools für Intervalle und Ansagen für spezielle Aktivität für das Laufen/Gehen« – so das Vokabular von Fitnessuhren-Herstellern. Und vermutlich gibt es kaum einen Superlativ mehr, der nicht ausgeschlachtet wurde für die Datenwunder. Am Handgelenk macht diese Mess-Sucht etwas mit den Menschen. Gegangen wird nicht mehr um des Erholens willen, sondern aus Wettbewerbsgründen. Gehen wird zur Schritt-Challenge. Und Laufen zu einem IT-Workshop. Doch es klänge zu sehr nach Analog-Nostalgiker, wenn man der neuen Digitalisierung des Gehens nicht auch etwas Gutes abgewinnen könnte. Denn Gehen rückt so ins Bewusstsein. Nicht nur als Ansammlung von verbrauchten Beinlängen, sondern es wird zum messbaren Gut, das uns guttut.

Übers Gehen nachdenken

War Gehen bislang eine Form der Fortbewegung, die man eher als Nebenprodukt der Alltagsbewältigung begriff, ist es heute das Maß aller Dinge, glaubt man den neuesten Trends. 10 679 Schritte? Gehen heißt zählen. Lifte werden gemieden, denn das verbessert die Schrittbilanz. Gassigehen ist das Mantra aller Hundebesitzer, wenn es um das Thema Dauerfitness geht. Das etwas omahafte Spazierengehen bekommt eine

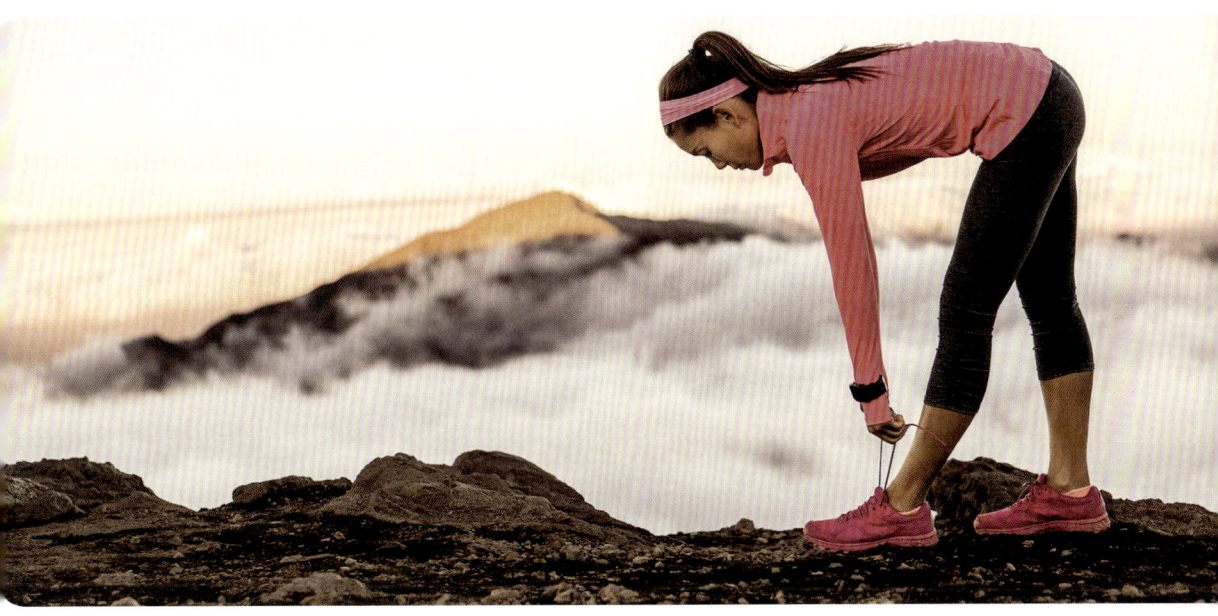

ganz neue, hippe Note, wenn man den daraus gewonnenen Kalorienverbrauch errechnen lässt. Gehen ist heute ein Leistungsnachweis. Und somit neue Disziplin in einem Leben, das Trägheit tabuisiert. Wer heute keinen Sport treibt, ist nicht ganz auf der Höhe der Zeit, so scheint es, wenn wir die Erfolgsgeschichten von Managern und Künstlern lesen. Nur Sport in seiner leistungsorientierten Form ist nicht jedermanns Sache. Und muss es auch nicht sein.

Bewegung ist das neue Meditieren

Zwar liegt Gehen im Kalorienranking deutlich hinter Squash, Kraulen und schnellem Joggen, aber immer noch vor Radfahren, Saugen und Putzen. Und damit gutes Mittelfeld. Wer geht, macht also energietechnisch erst einmal gar nicht viel falsch. Das wäre das Zugeständnis an die Leistungsgeher. Aber Gehen schenkt uns etwas dazu, was bei anderen, oft auf Schnelligkeit genormten Sportarten fehlt. Es lässt Raum für das Schlendern im Hirn. Beim Gehen muss man sich nicht auf eine Maschine verlassen, die eventuell gebremst werden möchte, man muss sich nicht um Muskelkrämpfe sorgen, die sich durch Übersäuerung einstellen, und man muss im Geschwindigkeitsrausch nicht mit einem Endorphinflash und einem Postpowerblues rechnen. Gehen ist die bewegte Grundlage, sein Hirn mit auf die Reise zu nehmen. Gehen ist ganzheitlich und im besten Sinne eine Bewegungsform, die uns klüger macht. Samt Bonusmaterial: Glück empfinden!

Sich bewegen in der Natur, schön und gut – aber zur eigentlichem Luxus heute ist »Gehen in der Stadt« geworden, denn es ist gesundheitsfördernd, umweltschonend und leise! Angesicht von Feinstaubbelastungen, autorfreien Innenstädten und Lärmpegeln ein einfaches Zukunftskonzept!

Geschichte des Gehens

Gemessen an der evolutionären Vorgeschichte des Menschen, also aller Hominini, die vor dem Homo sapiens existierten, ist die Zeit, in der wir auf zwei Beinen gehen, die Bipedie, jung. Und dennoch hat sie in den letzten 100 Jahren eine der bewegtesten Zeiten durchgemacht.

Vom Vier- zum Zweifüßler

Wann genau sich die Menschenaffen von den Bäumen auf den Boden schwangen, ist nur zu schätzen. Irgendwann vor 8 bis 10 Mio. Jahren hat sich vermutlich eine Abspaltung der Menschenaffen vollzogen. Der aufrechte Gang vor 5,3 Mio. Jahren ist durch Skelettfunde belegt. Als erste offizielle Fußgängerin gilt die 4,5 Mio. alte »Ardi«. Der Australopithecus, der von 4 bis 2,3 Mio. Jahren existierte, ist orthopädisch kaum mehr von uns zu unterscheiden. Und Lucy, die 3,6 Mio. Jahre alte afrikanische Urmenschin, war lange Märsche gewohnt. Von da an wurde gelaufen, das Hirn erweiterte sich, und zusammen mit den guten Augen des Menschenaffenerbes und der Gelenkigkeit wurden die Vorfahren des Homo sapiens immer mobiler. Vermutlich zwang ein gravierender Klimawandel die frühen Hominini zu Völkerwanderungen. 300 000 Jahre alte Lanzenfunde im heutigen England belegen Jagdtätigkeit. Unsere Vorfahren waren so lange extrem gut zu Fuß, wie sie den Anbau des Getreides nicht beherrschten. Vor rund 10 000 Jahren, mit Beginn der Neolithischen Revolution und der Jungsteinzeit, wurden sie sesshaft. Städte entstanden und veränderten das Gehen. In Babylon gab es Prachtstraßen zum Paradieren. Im antiken Athen ging man, um zu denken. Mit den Römern begann das organisierte Gehen: Sie vernetzten mit einem Straßenpatent ganz Europa und verschoben gehend Soldaten und Bevölkerungsgruppen. Mit Christi Geburt und seinen nachfolgenden Jüngern erstarkte das missionierende Gehen, ganz Nordeuropa wurde zu Fuß eingemeindet. Die Mönche waren Geher vor dem Herrn und blieben es lange. Auch als das erste Gartengehen erfunden wurde. Die Klostergärten waren Selbstversorgungsstation und Besinnungsparcours. Im Mittelalter verband sich das römische Militärgehen mit dem Glaubensgehen zu den Kreuzzügen.

Wandern zwischen Poesie und Kult

Zwischen Mittelalter und Aufklärung verlor das freizeitliche Gehen an Bedeutung. Erst mir den menschenfreundlichen Aufklärern des ausgehenden 18. Jahrhunderts, wie Rousseau, bekam das Gehen neuen Schwung. Die Natur und deren Einfluss auf das Gemüt wurden wiederentdeckt. Gehen wurde zur Metapher der Denkenden. »Auf Spaziergängen mitten zwischen Wäldern und Feldern (...) schreibe ich in mein Gehirn«, so Rousseau. In der vorindustriellen Epoche des 19. Jahrhunderts kamen die leidenschaftlichen Fußgänger wieder. Es waren vornehmlich akademische Männer, die das Wandern als Abgrenzung zu Industrie und Krieg entdeckten, und als poetische Form des Pauperismus erfanden sie den wandernden Künstler. Eichendorff, Moritz, Hölderlin schrieben darüber. In der zweiten Hälfte des 19. Jahrhunderts entstand das Wanderwesen. Es wurde Ausgleich zum arbeitsamen Alltag. Die Berge wurden zum Zielort, das freie Campen und das Gehen in der Gruppe Kult. Die um 1900 gegründeten Wandervögel waren ein Zusammenschluss von Jugendlichen, die sich der erwachsenen, reglementierten Welt zu Fuß entzogen. Wandern wurde bis in die 1920er-Jahre Freizeiterlebnis Nr. 1. Dann geriet das Gehen durch zwei Weltkriege und den Holocaust zu einer menschenverachtenden Disziplin, die immer in den Tod führte oder gewaltsam aus besetzten Gebieten heraus. Nach dem dunkelsten Kapitel deutscher Geschichte packte man an, baute auf und legte dann die Füße auf den Tisch. Gehen wurde sehr lange uncool. Bis 1977 die Fitnessbewegung einsetzte und Protagonisten wie Reinhold Messner Extremerfahrungen präsentierten. Sportliches Gehen wurde in. Heute, da Maschinen unser Leben bestimmen, analog und virtuell, erkennen wir den Reiz des völlig mechanischen Gehens und seine gesundheitliche Bedeutung wieder. Wer im Büro arbeitet, geht täglich 1000 Schritte, denn auch in die Arbeitstätten wird meist gefahren. 12000 Schritte wären empfehlenswert. Heute entdecken wir die unkomplizierten Bewegungen und unsere Beine neu. Sie bringen uns seit Jahrmillionen weiter. Auch im Kopf!

Städteplaner denken weltweit über mehr grüne Geh-Areas nach. Die »walkability« einer Stadt ist zum Gütesiegel geworden. Wer sich leisten kann, zu Fuß zu gehen, kann sich teure Innenstadtlagen leisten, so Silke Wichert in einem Artikel über den Wert des Gehens in der Gesellschaft heute (Süddeutsche Zeitung vom 3. November 2017)

Haben wir das Gehen verlernt?

»Wir können das Gehen gar nicht verlernen! Hat es der Mensch als Klein-kind einmal gelernt, verliert er diese Fähigkeit nicht mehr, er kann sie sich höchstens abgewöhnen. Teilweise passiert das gerade, wofür es Gründe gibt.« *Bertram Weisshaar*

Der Experte:

Bertram Weisshaar, geboren 1962, ist ausgebildeter Fotograf. Beim Studium der Landschaftsplanung begegnete er in Kassel dem So-ziologen Lucius Burckhardt, der die Spaziergangswissenschaft, die Promenadologie, erfand. Als kritischer Spaziergangsforscher und professioneller Fotograf will Weisshaar Menschen dazu bringen, ihre Umgebung bewusst wahrzunehmen.

Fragen an den Experten Bertram Weisshaar

Gewöhnt uns die Stadt das Gehen ab?
Bertram Weisshaar: Die Anlässe für tägliche Wege sind seit Jahrzehn-ten gleich geblieben: Arbeitsplatz, Besorgungen, Besuche etc. Doch die Distanzen haben sich stark erweitert. Zu Verkehrsmitteln gibt es deshalb oft keine Alternative. Was übrigens auf dem Land genauso gilt wie in der Großstadt.

Kann das Fahren zur Gewohnheit werden?
BW: Täglich stehen wir, bewusst oder unbewusst, vor Fragen wie: Ist die Strecke zu lang, um sie gehen zu können – oder denke ich das nur? Bin ich fahrend wirklich schneller – oder fahre ich einfach nur gerne? So können Gewohnheiten entstehen, die man gar nicht mehr bemerkt – und somit schwer wieder los wird.

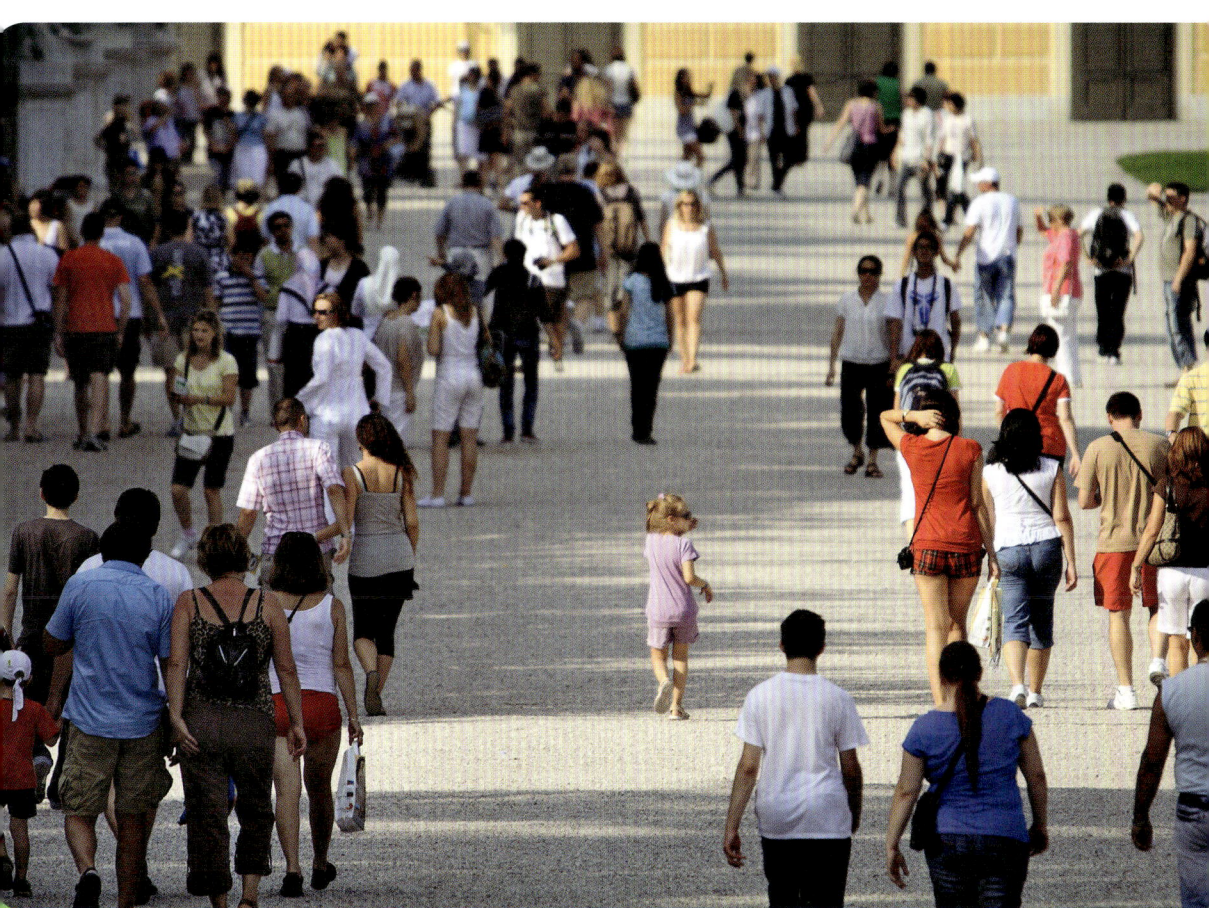

Gibt es ein öffentliches Bewusstsein für den Wert des Gehens?

BW: *Die Planer und Kommunalpolitiker versuchen vermehrt, Projekte und Zonen zu schaffen, in denen es wieder hip oder einladend ist, sie als Fußgänger zu benutzen. Die klassischen Fußgängerzonen sind damit nicht gemeint, die gehören dem Kommerz. Allgemein braucht es aber mehr Durchlässigkeit für Fußgänger, das ist bei den Planern angekommen.*

Und bei den Betroffenen selbst?

BW: *Schwierig! Die stärkere Lobby haben die Autofahrer. Den ADAC kennt jeder, den ADFC der Fahrradfahrer mittlerweile auch, doch vielen noch unbekannt ist der FUSS e.V., der Fachverband Fußverkehr Deutschland. Immerhin: Die Planer nehmen ihn wahr. Doch vielen Bürgern sind Stellplätze immer noch wichtiger als breitere Gehwege.*

Laut einer Studie der Universität Dresden hat die Mobilität per pedes in den letzten Jahrzehnten eklatant nachgelassen. Waren 1982 noch 43 Prozent zu Fuß unterwegs, waren es 2013 nur noch 30!

Wie geht man richtig?

Gehen ist Gewohnheit. Tatsächlich können wir in einem unangestrengten, sich langsam steigernden 10-Wochen-Programm zu einem passablen Geher werden, inklusive Fettabbau, Stressreduktion und Gelenkstabilität. Der Aufwand ist minimal, denn jeder Schritt zählt und hilft.

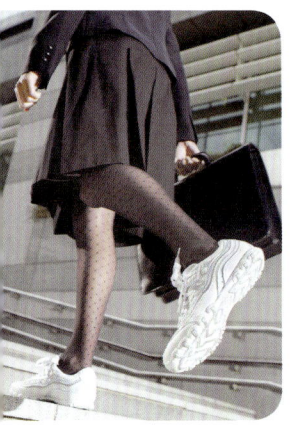

Lieber viele kleine als ein großer Schritt

Wer eine gute Gehroutine entwickelt, führt Körper und Geist mit jedem Schritt Gesundheit zu. Voraussetzung für eine gute Gehroutine ist, dass man richtig geht.

- Gehen Sie unangestrengt, indem Sie den Fuß von der Ferse über die Zehen abrollen.
- Halten Sie Ihren Rücken gerade und schauen Sie geradeaus, nicht auf den Boden.
- Lassen Sie die Arme leicht und unverkrampft mitschwingen, die Schultern folgen diesen Bewegungen ebenfalls.

Mit einem kleinen Intervalltraining – 100 Schritte schnell gehen, 100 Schritte normal gehen im Wechsel – ist man bestens vorbereitet, um in zehn Wochen seine Schrittzahl zu erhöhen.

Laufen lernen?

Tatsächlich macht es Sinn, das richtige Laufen zu üben. Ideale Vorübung für das richtige Abrollen ist eine Kombination von Strecken und Beugen der Zehen.

Sie sitzen gerade auf einem Stuhl und strecken die Beine nach vorne. Während der eine Fuß die Zehen nach vorne streckt, werden die Zehen des anderen Fußes nach oben gestreckt, sodass nur noch die Ferse den Boden berührt. Die Übung wird eine Minute durchgeführt. Entstehen Schmerzen in den Waden oder im Schienbein, sollten vorher Aufwärmübungen erfolgen, zum Beispiel durch je eine Minute:

- Fersenlaufen, zum Beispiel auf weichem Grund wie Gras
- Zehenlaufen, zum Beispiel im Sand
- leichtes, unangestrengtes Aufderstellelaufen
- Zehenstrecke, durch Wippen auf dem Vorderfuß

Das »nackte« Gehen

Wer keine Gehroutine hat, startet mit einfachem Erweitern des Gehradius: eine Station weniger mit der U-Bahn fahren, das Auto weiter weg parken, ein Spaziergang vor dem Schlafengehen. Oder Sie muten Ihren Füßen etwas zu, nämlich das Barfußgehen:

Irgendwie kommen wir alle von A nach B, da reicht die von Kindesbeinen an antrainierte Gehroutine aus. Ab der Lebensmitte nehmen in den Zivilisationsländern die Fußbeschwerden zu. Wir sind rund 50 Jahre zu wenig gelaufen oder zu viel schnell gerannt oder zu viel gesessen und gestanden. Alles immer mit eingesperrtem Fuß. Selbst zu Hause, in voll beheizten und meist reinlichen Räumen, ziehen wir Hausschuhe an. Doch der Fuß braucht Stimulation. Ist der Untergrund glatt, zum Beispiel daheim auf Parkett, nehmen wir barfuß automatisch den Fersengang. Doch auch hier können Sie trainieren, zuerst mit den Ballen aufzutreten. Durch das tastende neue Gefühl wird sich Ihr ganzer Gang verändern. Ist der Untergrund rau oder gar uneben, verfallen wir ganz automatisch in den Ballengang und beginnen unsere Schritte mit dem Vorfuß. Wollen wir so schneller gehen, fallen wir automatisch in eine Art Trab.

Tatsächlich gehen wir oft zu schnell, hauen dabei die Fersen in den Boden und hasten mit großen statt mit kleinen Schritten in eine Art Vortrab zu fallen. Denn das »laufende« Gehen lässt unseren Körper automatisch eine vorwärts geneigte und dennoch hoch gerichtete Haltung einnehmen. Wenn wir uns dieses aus der Körpermitte nach vorwärts Gezogene als Haltungsmuster merken, haben wir in unserer Gehpraxis schon viel gelernt. Dann nehmen wir die Arme übertrieben schlenkernd hinzu. Die schleudern die Hüfte dann bei jedem Schritt wie von selbst mit nach vorne. Unser Gang wird mobiler, weniger statisch, mal treffen Ferse, mal Ballen, mal Zehen zuerst auf den Boden je nach Untergrund. Und das sensibilisiert nicht nur die Sohlennerven – höchst empfindliche Sensoren, die sofort vor Gefahr warnen, was früher überlebensnotwendig war. Die gesamte Fuß muskulatur wird so gestärkt.

Eine gute Fußpflege ist beim Barfußlaufen unerlässlich. Und schon das macht es so wertvoll, denn sind wir mal ehrlich: Unseren furchtbar wichtigen Füßen schenken wir längst nicht so viel pflegende Aufmerksamkeit wie unseren Händen oder dem Gesicht. Kleiner, ebenso feiner Effekt beim Barfußlaufen: Die Fußsohlen werden stimuliert wie bei einem Faszientraining oder einer Fußmassage. Schlacken werden so abgebaut und Energien können neu fließen. Verdauung, Atmung, Stoffwechsel und Abwehrkräfte bekommen einen Kick. Gesundheit durch Barfußlaufen ist ein wirklich preiswertes Training.

»Geh-Experten« sind weltweit unterwegs

Wir leben in einer Zeit, in der es für alles und jedes Experten gibt. Fürs Gehen, der natürlichsten menschlichen Fortbewegung, interessieren sich im Vergleich aber nur wenige aus der Forschergilde, was kein Nachteil sein muss.

Was geschieht beim Gehen?

Beruhigend und auch erhellend ist, was die weltweite künstlerische Bewegung »Walking Artists« an Ideen und Vorstellungen anbietet. In den 1970ern begann man auf den britischen Insel über das Gehen als »ZuGang« zur Welt nachzudenken, angestoßen von den »performativen Künstlern«, wie es Ralph Fischer in seinem Buch »Walking Artists« formuliert. Wie es der Welt mit uns »ergeht«, darüber hat der Jenaer Soziologe Hartmut Rosa das Buch »Resonanz – Eine Soziologie der Weltbeziehung« geschrieben, das uns der Spaziergangsforscher Weisshaar ans Herz legt. Schlicht »Wissenschaft vom Gehen« heißt das Buch des Wissenschaftshistorikers Andreas Mayer. Ein guter Einstieg, wenn man wissen möchte, was beim Gehen eigentlich geschieht.

Das neue Gehen

Die Liste der engagierten Fachgebiete ist bescheiden; die Anthropologie ergründet den Beginn des aufrechten Ganges, die Orthopädie sorgt für seinen Fortbestand und die Sportwissenschaft verleiht dem Gehen noch ein paar populäre Glanzlichter. Die Spaziergangswissenschaft, auch Promenadologie genannt, nutzt das Gehen als Methode, um einerseits Dinge und Verhätltnisse in Erfahrung zu bringen, andererseits zur Kommunikation, beispielsweise in der Stadtplanung. Der Schluss liegt nahe, dass Gehen nicht wirklich neu entdeckt und durch »neueste Studien« aufgewertet werden muss – dafür ist es einfach zu selbstverständlich! Umso interessanter kann es sein, den Experten zuzuhören, die sich mit kulturellen und sozialen Wirkungen und Hintergründen des Gehens befassen.

Vorgeher – Vordenker

Ein Schritt ins Unbekannte war das noch für Honoré de Balzac, der in seinem Essay »Théorie de la Démarche« 1833 schrieb: »Ist es nicht wirklich außergewöhnlich festzustellen, dass, seitdem der Mensch geht, niemand sich jemals gefragt hat, warum er geht, wie er geht, ob er geht, ob er nicht besser gehen könn-

Geh-Industrie, Geh-Trends

Unter Physiotherapeuten ist derzeit strittig, welche positiven Effekte Barfußlaufen hat: Kräftigung der kleinen Fußmuskeln, Korrektur von Fußfehlstellungen, Minimierung von Rückenproblemen, Stimulation der Fußreflexzonen, gesteigerte Tiefenwahrnehmung (s.S. 19).

Die Laufschuh-Industrie sieht mit Sorge die zunehmende Zahl von Barfußläufern bei Marathons, die Hersteller von Wanderschuhen und Trekking-Sandalen haben dieses Problem noch nicht. Darum überlassen wir die Lösung der Barfuß-Frage am besten der Zeit und jedem Einzelnen.

Wie das Kapern eines unbewachten Schiffes mutet die seltsame Idee von Professor Yoshiyuki Sankai von der staatlichen Tsukuba-Universität in Japan an. Mit seinem Roboteranzug Hal (Hybrid Assistive Limb) sollen künftig Menschen – gedacht ist vorerst an Hilfestellung für Senioren – ohne Anstrengung gehen und sogar schwere Lasten tragen können. Sensoren und Aktoren unterstützen dabei die Bewegungen von Armen und Beinen, die Tests laufen derzeit.

te, was er beim Gehen macht, ob es nicht ein Mittel gäbe, seinen Gang Vorschriften zu unterwerfen, zu verändern, zu analysieren. Fragen, die sämtliche philosophischen, psychologischen und politischen Systeme betreffen, mit denen sich die Welt befasst hat.« Inzwischen sind manche dieser Fragen gestellt worden, von der Hirnforschung, von Physiotherapeuten, von den »Walking Artists«, vom japanischen Roboter-Professor Sankai und ein paar klugen Autoren.

Wer geht, denkt

Professor Kempermann von der TU Dresden fand über die positive Wirkung vom Gehen auf das Denken heraus, dass es neben der erfrischenden Sauerstoffzufuhr vor allem der Takt ist, der durch den Schritt der Beine den Hippocampus stimuliert. Der sitzt im ältesten Teil unseres Gehirns, ist kaum so groß wie ein Kirschkern und transportiert Erinnerungen aus dem Kurzzeit- ins Langzeitgedächtnis. Das geschieht, wie bei allen Nervenzellen, im Gleichtakt von elektromagnetischen Impulsen, was Wahrnehmung, Erinnerung und das Denken ganz allgemein erst möglich macht. Die Stimulierung durch den Rhythmus des Gehens funktioniert aber nur dann, wenn der Mensch seine Beine freiwillig bewegt. Der Wanderer und Flaneur bekommt seine Denkimpulse, Soldaten beim Dauermarsch gehen leer aus. Das gibt zu denken.

Wo sollen wir gehen?

Am besten stellen wir diese Frage nur uns selbst und nicht der Tourismus- und Outdoor-Industrie. Die bietet zwar einen großen Antwortenkatalog, doch wer sich nur darauf verlässt, stößt bald auf die Erkenntnis, die ein Chiemgau-Philosoph vor seiner Tür als Stolperstein platziert hat: Das Ziel ist im Weg!

Das Angebot ist riesig

Endlich Ferien oder ein ausreichend verlängertes Wochenende! Jetzt könnten wir uns doch mal wieder bewegen, eine Runde drehen oder gleich eine richtige Wanderung machen! Die Frage ist nur, wo? Was ist denn gerade der richtige Ort, der passende Weg oder zumindest die angesagte Richtung?

Das Angebot ist riesig. Global gesehen reicht es vom 5000-Kilometer-Trail quer durch die USA über die kleine Annapurna-Runde in Nepal und klassische Pilgerwege irgendwo in Europa bis zur Kräuterwanderung mit der örtlichen Volkshochschule. All diese Angebote haben eines gemeinsam: Sie wollen ihren Teilnehmern die Möglichkeit bieten, etwas Besonderes zu leisten, sich am Ende mit einem Zertifikat, Stempel oder einer Teilnahmebescheinigung zu belohnen. Dieses Angebot, ein Spötter nannte es mal »Wandern nach Zahlen«, hat einen ständig steigenden Zulauf. Die Gründe dafür sind nachvollziehbar: sportlicher Anspruch, besondere Naturerlebnisse, Kontakt mit fremden Menschen und Kulturen und nicht zuletzt auch das Erreichen von ehrgeizigen Zielen und Pluspunkte auf dem persönlichen Statuskonto. Schließlich bezwingen wir Gipfel, erobern die Wildnis, meditieren in der Wüste oder wissen danach viel mehr über alpine Heilkräuter.

Das alles kann für uns durchaus einen Gewinn bedeuten, schließlich bewegen wir uns dabei zu Fuß in unbekannten Gefilden, und wenn alles gut geht, ist die Unternehmung für uns eine inspirierende Kraftquelle.

Einfach mal »ins Blaue«

Nachdenklich stimmt jedoch der Hinweis von Bertram Weisshaar (s. S. 16), Spaziergangswissenschaftler aus Leipzig. Er kennt das Weitwandern aus eigener Er-

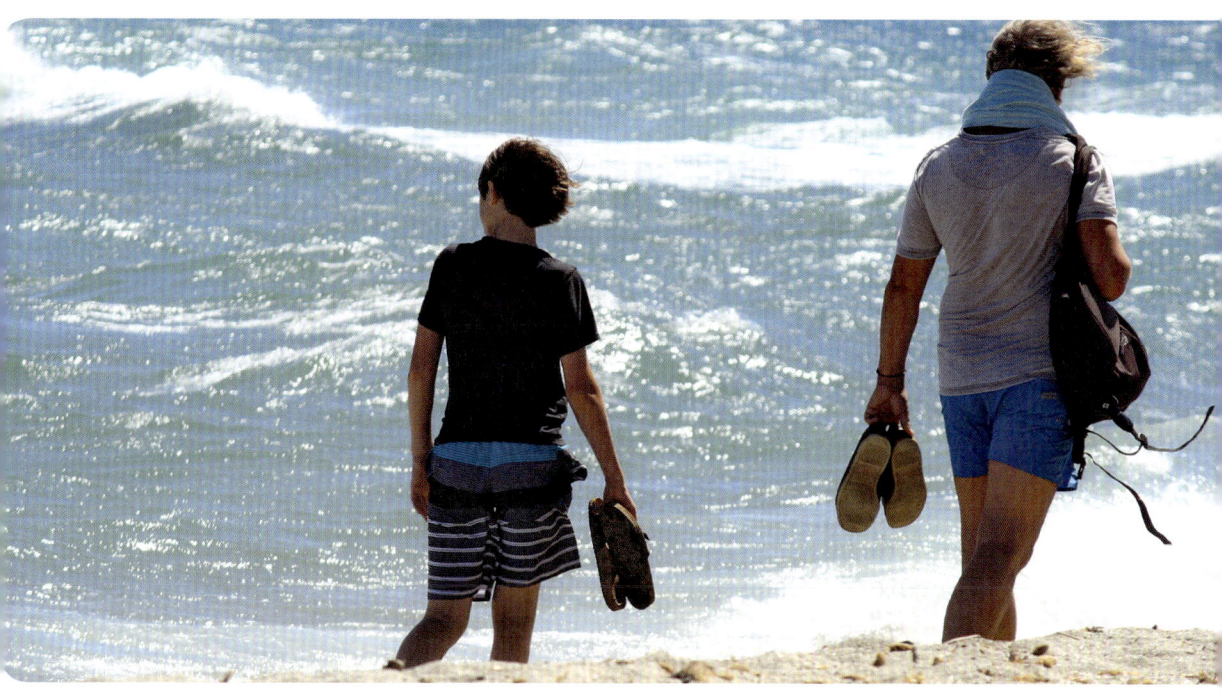

fahrung und er erinnert gerne daran, dass es eben diese besondere Eigenschaft ist – der aufrechte Gang auf zwei Beinen –, die den Menschen ausmacht.

Sein Denkansatz geht so: »Gestaltetes Wandern hat seinen Markt, aber es ist Zeit, das jetzt einmal zu durchbrechen. Wer als Wanderer nur in Reservaten unterwegs ist, lässt seiner Neugierde zu wenig Raum. Einfach einmal spontan losgehen, z. B. von dort, wo man gerade ist, oder ›ins Blaue‹, wie das früher hieß.

Diesem natürlichen Forscherdrang aufs Leben, das sich überall, auch vor unserer Haustür abspielt, nachgeben und einfach mal quer durchs Land gehen. Alles, was uns da begegnet, ist aus unserer Welt von heute und wert, sich damit zu beschäftigen.« Könnte dieser Rat eine echte Kraftquelle verbergen? Ausprobieren!

Dort sollten wir gehen

- **Wald- oder Moorboden** schont die Gelenke und schärft die Sinne.
- **Sandstrände** trainieren die Fuß- und Wadenmuskulatur, am besten barfuß!
- **Treidelwege am Fluss** laden ein zum Meditieren – wer hier wohl schon alles gegangen ist?
- **Klettersteige** schulen den Gleichgewichtssinn und fördern die Weitsicht.
- **Steilküsten-Kliffwege** bringen Grenzerfahrungen mit Blick zum Horizont.
- **Wattenmeer** überlässt uns den Ge(h)zeiten und dem eigenen Instinkt.
- **Vor der Haustüre** beginnt die Welt, die sich immer wieder neu zu entdecken lohnt.

So wichtig wie das passende Ziel zur aktuellen Gelegenheit, so wichtig ist auch das Suchen danach.

Geht man immer gleich?

Das Experten-Lamento über mangelhafte Ausrüstung von Wanderern – »in Sandalen auf die Zugspitze!« – ist heute nahezu verstummt, entsprechende Warnungen sind mehr zur Pflichtübung geworden. Am riesigen Angebot der Ausrüster kommt nämlich heute kein Outdoor-Geher mehr vorbei. Dafür scheint das Angebot selbst zum Problem geworden zu sein.

Praxistipps – Gehen ohne Überfluss

Schuhe für anspruchsvolle Wege: gutes Profil und Polsterung, wenig Gewicht, Goretex oder Ähnliches, Schnürung von möglichst weit vorne bis über die Knöchel. Wichtig: ausreichend Platz für die Zehen!

Rucksack ab 30 Liter: Mit zusätzlicher großer Klappe auf der Front. Ansonsten zwei Flaschenhalterungen, integriertes Rain-Cover, Deckelklappe für schnell Erreichbares.

Isomatte: Auch bei Wanderung mit Unterkünften nützlich für das genussvolle Power-Napping abseits des Weges.

Regenkleidung: Leichtgewichte sind nicht billig, trotzdem nicht sparen! Bei Regenhosen auf großzügige Beinverschlüsse achten, Schuhe auszuziehen ist lästig.

Weniger ist mehr

Einsteiger stellen sich gern vor, mit einer Top-Ausrüstung auch den Genuss beim Gehen und die Sicherheit beim Wandern erworben zu haben. Damit das Gehen und unsere Wanderung ein sicherer, ungetrübter Genuss werden, sollten aber ein paar Dinge zusammenpassen: unsere Kondition, der Weg und die Ausstattung. Weitwanderer, Tagestourengeher oder Spaziergänger mit Erfahrung haben damit wenig Probleme, sie greifen zielsicher zu den richtigen Schuhen, dem passenden Rucksack, den vertrauten Klamotten und den sonstigen Details. Sie kennen ihre Kondition, wissen, welcher Weg sie erwartet, und der Rest ist Routine.

Wer dagegen als Anfänger beim Outdoor-Ausrüster der Einbildung erliegt, jetzt fit zu sein für den kompletten Jakobsweg oder auch nur für fünf Tage Donausteig, dem rate ich: Kondition checken, sich einen Berater mit Erfahrung suchen und vor allem daran denken: Weniger ist mehr, überladene Rucksäcke können zur echten Qual werden! Beobachter des Deutschen Alpenvereins (DAV) sehen heute, wie sich Bergtouristen mit viel zu schweren Rucksäcken über ausgesetzte Wege mühen, was nicht nur gefährlich aussieht.

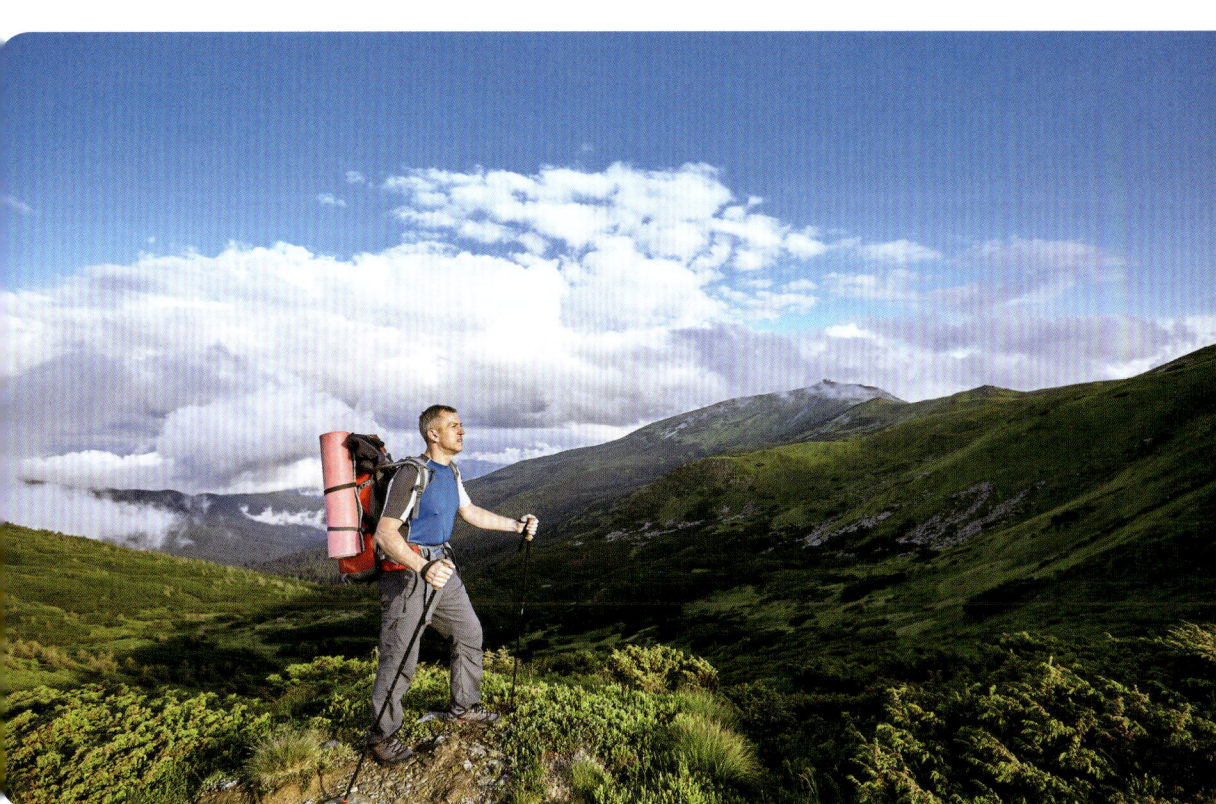

Gute Rucksäcke sind heute Leichtgewichte. Mit Inhalt sollte er, zum Beispiel bei einer Woche Rucksackwanderung im Schwarzwald, nicht mehr als acht bis neun Kilo (ohne Wasserflaschen) wiegen. Abendliches Sockenwaschen im Gasthof kann zur lieben Beschäftigung werden, eine Schnur und ein paar Wäscheklammern wiegen allemal weniger als mehrere Garnituren Leibwäsche. Ein Waschmittel braucht man dafür nicht mitschleppen, ein paar Tropfen vom mitgeführten Shampoo (kleinste Flasche!) tun es auch.

Regenkleidung sollte leicht und außen am Rucksack greifbar sein. Allround-Hut schlägt dabei Kapuze, denn sie schränkt die Orientierung ein. Dann ist da noch die Sache mit den Stöcken! »Hilfe oder Behinderung?«, fragt niederländische Bewegungstrainer Wim Luijpers (s. S. 110) in seinem Buch »Die Heilkraft des Gehens«. Beim Bergabgehen ist er dafür, auf ebenen Wegen hält er sie für »völlig unnötig«, weil sie den Gleichgewichtssinn verkümmern lassen. Mein Favorit: der einzelne Teleskopstock. Bei Bedarf ist er leicht ausgefahren und ansonsten liegt er mit einem guten Gefühl griffbereit in der Hand. Johann Gottfried Seume wanderte auch nur mit einem soliden Knotenstock – bis Syrakus!

»Auch im Gelände ist es auf Dauer effektiver, die unterschiedlichen Böden nicht mit Krücken auszugleichen, sondern mir der natürlichen Beweglichkeit des Körpers.« Wim Luijpers

Barfuß- und Wasserpfade

Füße tragen uns durchs Leben, man kann ihnen ruhig etwas zutrauen, statt sie ein Leben lang in geschlossene Hülsen zu stecken. Es gibt ein einfaches Rezept, um die Fußsohlen – eines unserer empfindlichsten Organe – zu einem Kraftfeld für den ganzen Körper zu machen.

Was Wasser mit uns macht

Die Füße im Wasser baumeln lassen, planschen, den Unterschied zwischen kalt und warm, nass und trocken spüren, das sind Erfahrungen, die nie an Reiz verlieren. Eine der effektivsten Maßnahmen, den ganzen Körper mit neuen Energien zu versorgen, ist das Wandern am Meeressaum. Ganze Küstenregionen leben von Wattwanderungen und Treten in Schlick, wie die Ost- und Westfriesischen Inseln oder Küstenregionen an der Nordsee. Doch auch ohne ausgedehntes Wattenmeer ist ein Barfußgang am Meeressaum ein ganzheitlicher Powerwalk. Durch die Reibung mit dem Sand werden die Fußsohlen massiert und die Nervenbahnen stimuliert. Der unebene Untergrund lässt uns ausgleichende Muskelbewegungen mit dem ganzen Körper vollführen. Der unterschiedlich weiche und unterschiedlich temperierte Untergrund sorgt dafür, dass völlig widersprüchliche Nachrichten ans Gehirn abgegeben werden. Das heißt, auch unsere grauen Zellen werden auf Trab gebracht und sind in Habachtstellung. Das bedingt, dass wir ausgesprochen wach sind und unsere Gedanken fließen können. Jeder, der schon einmal einen ausgedehnten Strandspaziergang nahe der Wasserkante gemacht hat, wird bestätigen, dass nicht nur der Wind das Gehirn durchpustet, nein, auch die Beanspruchung aller Muskelfasern bringt Spannung in den Körper. Wer noch eins draufsetzen möchte, der macht eine Wasserwanderung im knietiefen Wasser. Hier tritt auch ein richtig sportlicher Trainingseffekt ein, denn der Wasserwiderstand lässt uns zwar die Anstrengung nicht spüren, hat aber dieselbe Wirkung wie eine Fitness- oder Tanzstunde.

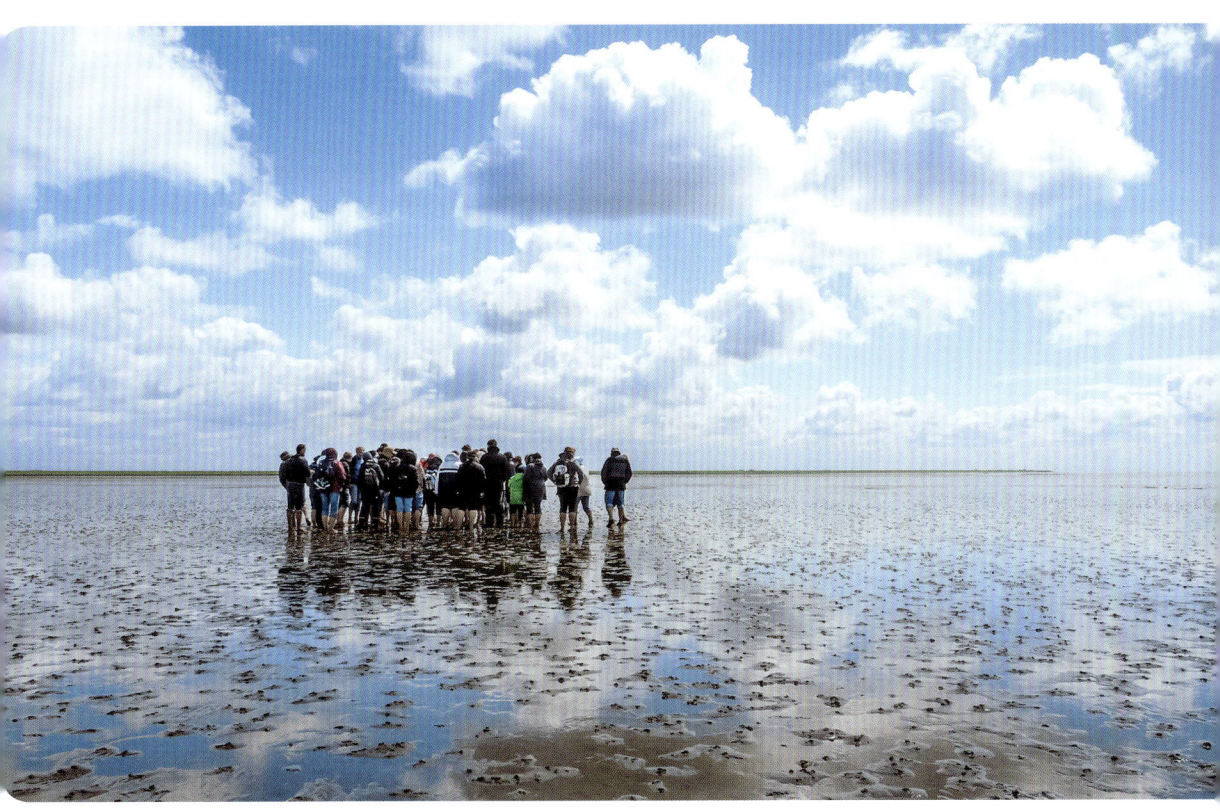

Der Trainingseffekt ergibt sich natürlich auch an Seeufern oder Flüssen. Dennoch bietet die Wanderung am Meer einen Zusatzeffekt. Gleichzeitig, während die Fußsohlen mit einer Vielzahl von wohltuenden Reizen stimuliert werden und das Hirn die unterschiedlichen Informationen zu einem Konzentrationsmaximum nutzt, kann der Blick schweifen. Der Horizont, die Uferbahn, die Weite des Himmels, die gleichmäßige Körnung des Sandes und die beruhigenden Farbnuancen des Meerwassers sorgen für ein Optimum an Sinneseindrücken, die das Gehen noch verstärken. Warum beschrieben so viele Dichter die Kraft des Meeres? Warum sind Romane wie »Die Muschelsammlerin« so erfolgreich, warum sind Bilder von jedweder Küstenlandschaft, an der Menschen im seichten Wasser gehen, so beruhigend und beliebt? Es ist die Mischung aus einer Bewegung, die uns guttut, Materialien, die uns stimulieren, und Natur, die unsere Gedanken zum Fliegen bringt. Sommerhäuser am Meer, Sommerfrische, Aufenthalte an Meeresgestaden – nicht umsonst sind die Biografien vieler Schriftsteller voller Strandspaziergänge. Hier kommt alles zusammen, was für unsere mentale und physische Gesundheit optimal ist: Wandern, Wasser und Weite. Mehr können Sie sich nicht gönnen.

»Für ein Erfolgserlebnis beim Gehen braucht niemand Jahre, oder muss Tausende investieren oder ewige Trainingsprogramme absolvieren. Darin liegt eine ganz eigene Qualität des Themas Gehen.« Bertram Weisshaar

In welcher Landschaft wollen wir wandern?

Die Touristiker meinen es zu wissen und präsentieren ihrer wandernden Kundschaft ein üppiges Angebot an Themen- und Kulturwegen, Schluchten-, Erlebnis- und sonstigen Steigen. Auch in den Blogs der vielen Wanderer sind die Tipps bunt und international, und sie haben ein gemeinsames Motiv: Hauptsache, draußen und in Bewegung.

Orientieren in der Ferne

Bei den Beschreibungen und Karten fast aller Wanderwege fällt auf, dass keiner ohne das gefällige Symbol der Aussichtspunkte auskommt. Einmal unterwegs, gehen wir von einem Punkt zum nächsten, machen Rast, bestaunen und vergleichen die Aussichten, versuchen, Details in der Ferne zu deuten, und orientieren uns so in der Natur einer manchmal unbekannten Landschaft.

Unsere Naturinstinkte

Zum Motiv »Draußen und in Bewegung« sagt der Natursoziologe und Wanderforscher Dr. Rainer Brämer (s. S. 44): »Psychologen in den USA sind mit umfangreichen Bildserien der Frage nachgegangen, welche Landschaftselemente als besonders attraktiv empfunden werden. Sie stießen auf einen weltweit verbreiteten Konsens. Als Beispiel: Das Bild eines von Wiesen und Bäumen umgebenen Teiches fand fast bei allen Befragten spontane Zustimmung.

Offenbar spricht Landschaft eine Sprache, die weltweit verstanden wird. Der Schlüssel dieser Sprache weist relativ eindeutig auf die Erkenntnis hin: Wir lieben Formationen, in denen wir uns im Guten (Ressourcen) wie im Schlechten (Gefahren) relativ sicher fühlen können. Zugang zu Gewässern gehört dazu, deshalb zieht es uns bis heute wie magisch dahin.

Zu den Naturinstinkten unserer Vorfahren hat es gehört, unbekannte Landschaften in ihrem Überlebenspotenzial richtig einschätzen zu können. Das haben wir offenbar noch heute drauf.«

Wie schön ist Natur?

Unsere Wahrnehmung von Landschaft und Natur ist demnach ein uraltes Erbteil. Was ist davon zu halten, dass angeblich die Romantiker unser Bild der idealen und »schönen« Landschaft geprägt haben?

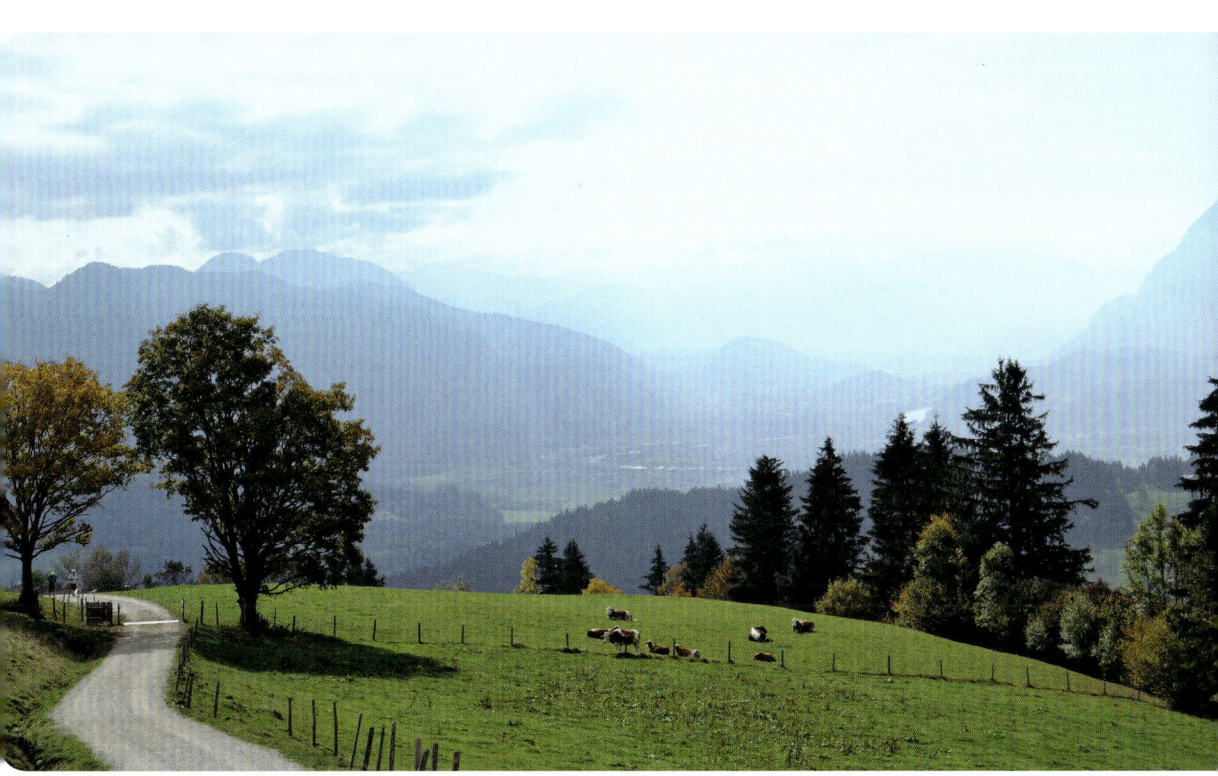

Dazu Dr. Rainer Brämer: »Das ist eine Unterstellung der Kulturwissenschaft. Die Romantiker haben unserem intuitiven Verhältnis zur Natur lediglich erstmals in Bild und Wort einen Begriff gegeben und gelten deshalb zu Recht als Klassiker. Von der so geprägten Natur- und Landschaftsästhetik können wir bis heute, wie jeder Wanderer bezeugt, nicht genug bekommen.«

Wer unserem Motivgemisch aus Romantik und Naturinstinkt vor seiner nächsten Wanderung nachspüren möchte, sollte es mal mit einem intensiven Kartenstudium versuchen. Beim Maßstab 1:25000 lassen sich der beste Zugang über den Steilhang, das begehbare Seeufer oder die passenden Sonnenstunden im Flusstal am besten auskundschaften. GPS hat gegen diesen Blick von oben keine Chance.

Praxistipps – Wanderkarten, Gehen mit Instinkt

- **Höhenlinien:** Beim Maßstab 1:25000 (Landesvermessungsämter) lässt sich mit ein wenig Übung die Landschaft bald dreidimensional lesen.

- **Überblick:** Auf einer Fläche von rund 500 Quadratkilometern entdecken Sie leicht Flur- und Ortsnamen, historische Details und Landmarken, die neugierig machen können.

- **Eigene Planung:** Vorgezeichnete Wanderwege lassen sich beim Blick »von oben« jederzeit durch selbst gewählte Alternativen ersetzen. Sie erobern sich Ihre Landschaft selbst.

Lerne deinen Fuß kennen

Anatomie der Fußknochen

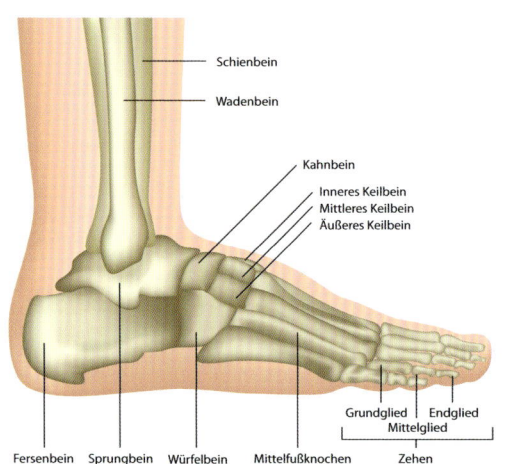

- Schienbein
- Wadenbein
- Kahnbein
- Inneres Keilbein
- Mittleres Keilbein
- Äußeres Keilbein

Fersenbein Sprungbein Würfelbein Mittelfußknochen Zehen

Grundglied | Endglied
Mittelglied

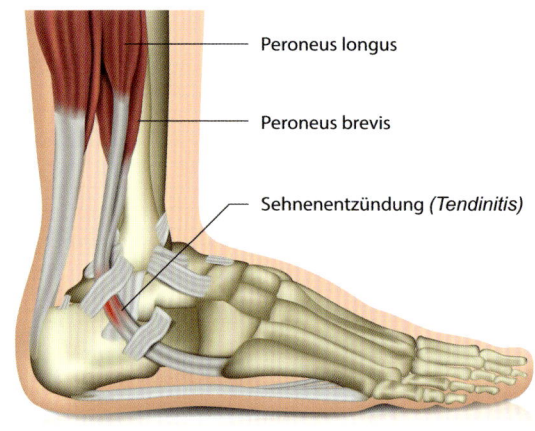

- Peroneus longus
- Peroneus brevis
- Sehnenentzündung (*Tendinitis*)

Fuß-Professionals

Wim Luijpers, lizenzierter Sport- und Bewegungstrainer aus den Niederlanden und Autor zahlreicher Geh-Lektüre, bezeichnet Gehen als Medizin des 21. Jahrhunderts. Allerdings übt er durchaus Kritik an den gängigen Geh(un)arten, dazu gehört das Laufen in Schuhen. Das Wunderwerk Fuß ein Leben lang in womöglich auch noch völlig ungeeignete Schuhe zu stecken, ist Hauptursache der weitverbreiteten Fußdeformationen: Spreiz-, Senk-, Platt-, Knickfuß, Hallus valgus – die meisten Menschen haben ab 50 Probleme mit den Füßen. Luijpers bemängelt, dass ein Drittel aller Kinder noch nicht barfuß über eine Wiese gelaufen sei. Doch unsere Fußsohlen sind ein sensibles Powerpaket. Sie leiten Informationen weiter, erkennen Materialien und entwickeln Muskeln, wenn sie ausreichend stimuliert werden. In vielen Wandergemeinden geht man ganz besonders auf die ursprünglichste Art zu gehen ein: Themenwege, belegt mit unterschiedlichen Materialien, laden zum Erforschen der eigenen Fußsohlen ein. Ganze Wanderwege, die mit

Über viele Jahrtausende der Entwicklungsgeschichte ist der Mensch barfuß gelaufen. Wenn wir heute Barfußläufern begegnen, sind wir irritiert. Jedoch gibt es gerade beim Wandern einen Trend zum Barfußgehen (s. S. 19), zumindest in Barfußschuhen. Warum?

hautfreundlichem Rindenmulch belegt sind, bieten eine ursprüngliche Geherfahrung. Ein Highlight ist das Barfußgehen auf Schwingmooren. Mal raue Grasbeläge, mal breiiges Moor, dann wieder Moose, die auf federnden Erdflächen liegen, lösen im Körper ein ganzes Feuerwerk an Reizen aus.

Gehen, traben, rennen, hüpfen

Auch wenn wir genug gehen, gehen wir zu einseitig. Wir sollten mehr hüpfen, mehr traben, mehr schleichen und vor allem kleine Schritte machen. Wenn wir schneller gehen, machen wir in der Regel größere Schritte, anstatt in einen lockeren Trab zu verfallen, der sich automatisch einstellt, wenn wir kleinere Schritte machen. Doch unser natürliches Empfinden ist durch Schuhsohlen irritiert. Würden wir barfuß gehen, würden wir automatisch kleinere Schritte machen, wenn wir schneller gehen. Denn zum einen wollen wir keinen »falschen Schritt« machen, also nicht auf »gefährlichem« Material, zum Beispiel Glasscherben oder spitzen Steinen, landen, außerdem rollen wir automatisch die Füße richtig, wenn wir barfuß gehen. Auch würde uns bei zu großen Schritten ohne Schuh bald das Fersenbein wehtun.

Den Schwerpunkt verschieben

- Wenn wir richtig gehen wollen, müssen wir unseren Schwerpunkt nach oben verschieben. Wie von einem unsichtbaren Faden, der vom Kopf weggeht, leicht nach vorne gezogen.
- Automatisch rollen wir dann auf den Zehenballen ab und machen kleinere Schritte.
- Dass weltweit derzeit viele Fußschulen eröffnen, hat auch damit zu tun, dass wir das Gehen verlernt haben. Tatsächlich ist Gehen eine Art Luxusbewegung geworden. Wir müssen die Natürlichkeit erst wieder erlernen.
- Versuche mit Barfußschuhen können hilfreich sein. Barfußlaufen, auch bei Nacht oder mit verbundenen Augen, schult unsere Sinne und macht uns sensibel gegenüber den richtigen Bewegungen (s. S. 19).

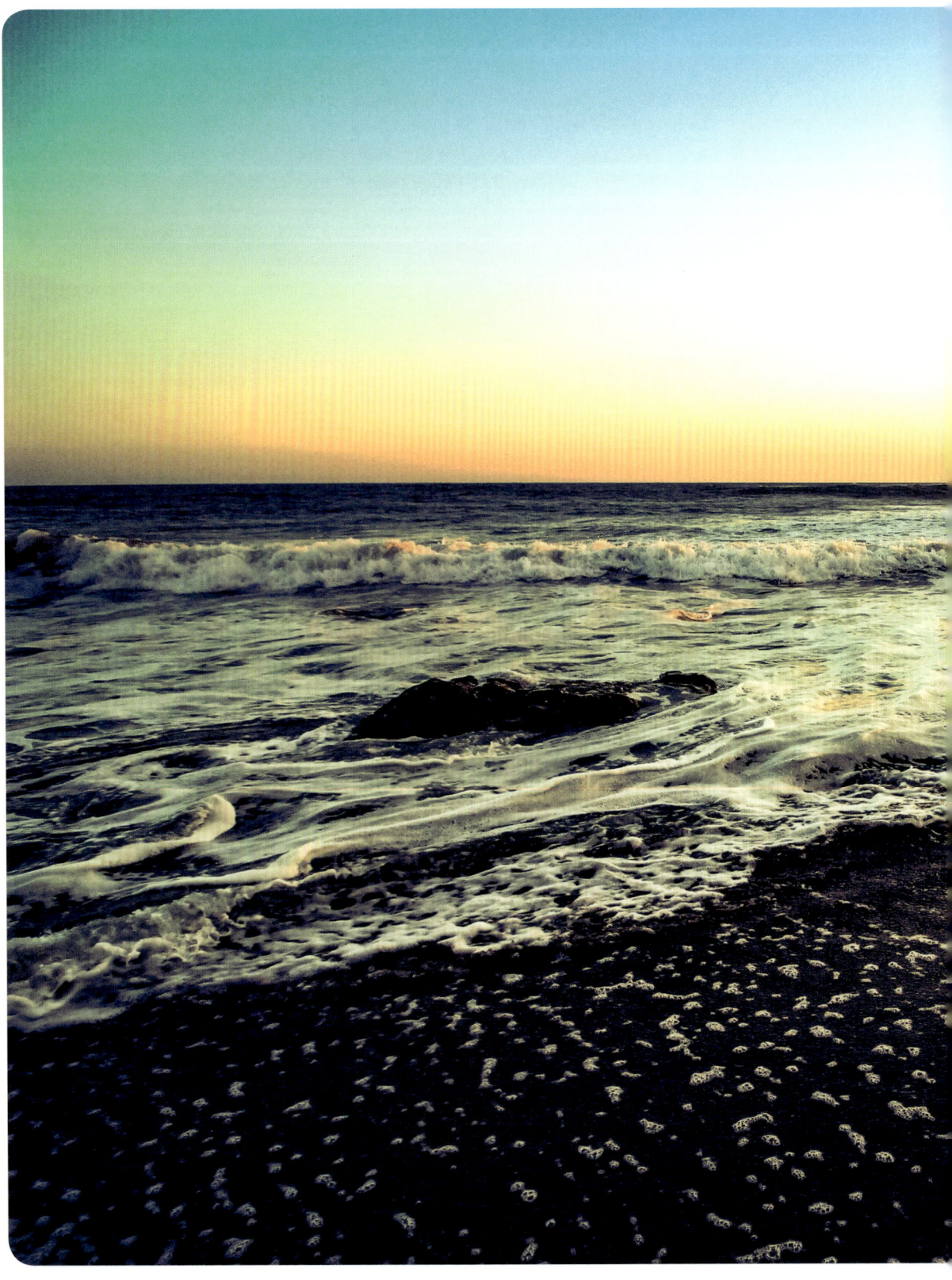

Gehen für den Geist

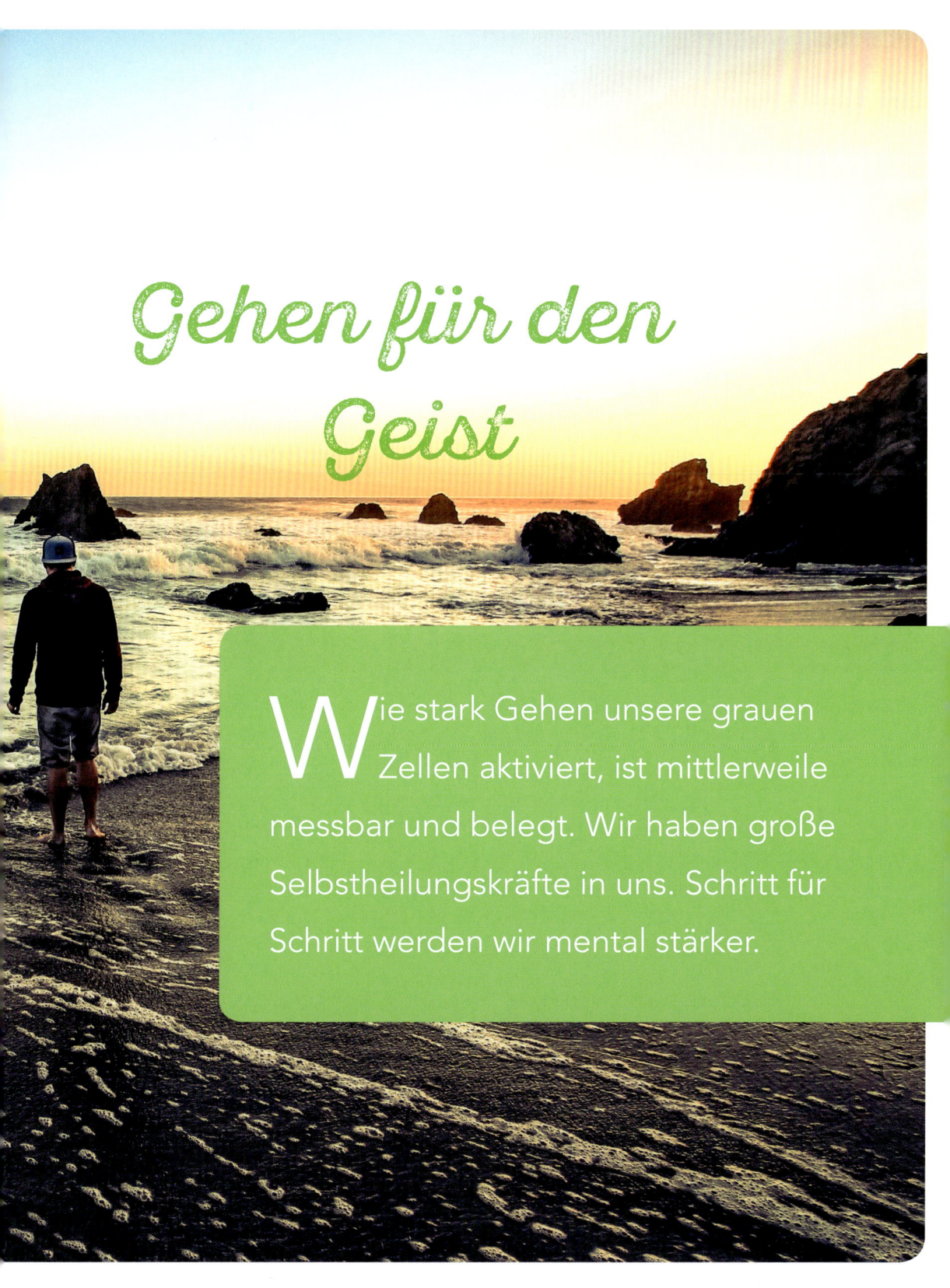

Wie stark Gehen unsere grauen Zellen aktiviert, ist mittlerweile messbar und belegt. Wir haben große Selbstheilungskräfte in uns. Schritt für Schritt werden wir mental stärker.

Fasten und Pilgern

Wer sich im oberösterreichischen Aspach in die zertifizierte Pilgerbegleitung der Marienschwester Emmanuela Reich begibt, erfährt das Konzept der traditionellen europäischen Medizin. Zweimal im Jahr geht sie mit bis zu 12 Teilnehmern die Via Nova zwischen Österreich und Bayern. Der Weg, das Wandern, das Wasser, das seelische Wohl stehen dabei im Vordergrund.

Kneipp für alle

Auch wenn die schwesterliche Begleitung zunächst einmal nach religiöser Besinnung klingt, haben die Marienschwestern doch auch noch eine recht weltliche Mission. Sie betreiben seit 1911 drei Kurhäuser mit Kneipptradition. Nach einem Wandertag mit Schwester Emmanuela warten auf die Teilnehmer »Klang-Wasser-Erlebnisse« im Pool, Heublumenpackungen, Gänge durch Kräuter- und Labyrinthgärten sowie gesundes regionales Essen. Bei dem Seminar »Wandern – Fasten – Schweigen« werden alle drei Standorte erwandert. Dass das Fasten nicht so sehr auf eine verminderte Nahrungsaufnahme beschränkt ist, erklärt sich hier von selbst. Man fastet vom Alltag, reinigt sich von Sorgen und findet im schweigenden Wandern jenen Gemütszustand, der ziemlich nahe einem Flow (s. S. 73) kommt. Denn die gleichmäßige Bewegung, gepaart mit sehr gezielter Nahrungsaufnahme und Naturnähe, regeneriert die Seele wie ein Kneipp'sches Fußbad die müden Gelenke.

In kurzer Zeit extrem wandern

Dass man beim Pilgern automatisch fastet, ergibt sich oft durch die Versorgungslage. Jakobspilger wissen, dass nicht jede Herberge großartiges Essen bereitstellt, einem aber nach einem langen Wandertag fast alles schmeckt. Wer viel und lange Strecken wandert, nimmt meist auch ab. Ein extremes Reinigungserlebnis sind Fastenwanderungen, die meist nicht mehr als 8 Tage umfassen. Wer trotz körperlicher Betätigung (10- bis 20-Kilometer-Touren sind beim Fastenwandern drin)

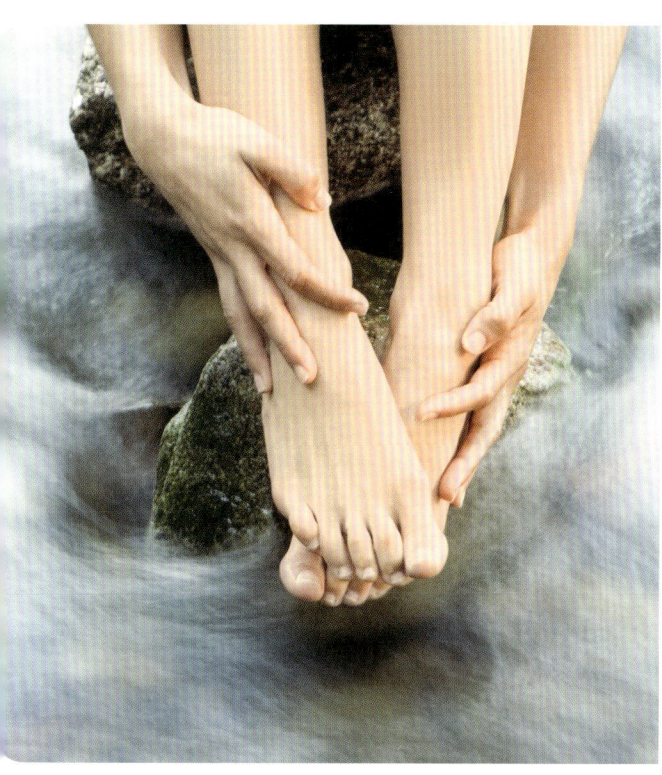

Fastensuppe

Zutaten: 250 g Kartoffeln, 3 Karotten, 50 g Brokkoli, ½ Sellerieknolle, etwas Petersilie, Kümmel, Muskatnuss, Majoran

- Die ungeschälten Kartoffeln, die Karotten, den Brokkoli und die Sellerieknolle in Würfel schneiden.
- In einem Topf mit Wasser bedecken und 15 Minuten kochen. Zum Schluss klein gehakte Petersilie hinzugeben und alles gut pürieren. Anschließend mit den Gewürzen abschmecken.

Fastensuppen sind salzfrei und enthalten keine festen Bestandteile. Knollen- und Wurzelgemüse sind ideal, da sie nährstoffreich sind, sättigen und nicht blähen.

fastet, sollte dies nicht leichtfertig und ohne Anleitung tun. Die Fasten-Wanderzentrale (www.fasten-wander-zentrale.de) bündelt geführte Fastenwanderungen europaweit.

Praktisch für Körper und Geist

Gemüsebrühe als Wanderbegleitung? Das muss man mögen und doch ergibt sich aus der Kombi von leichtem, wasserreichem Essen und Bewegung jene Power, die Muskeln aufbaut und Fettgewebe schwinden lässt. So weit der physiologische Ansatz, wie ihn auch Fasten-Papst Dr. Rüdiger Dahlke postuliert. Die geistige Komponente bei diesem Kurzzeit-Extrem-Wandern ist, dass Körper und Geist tatsächlich eine Kehrtwendung im Schnelldurchlauf machen. Fastenhochs und -tiefs werden beim Wandern und Gehen anders weggesteckt als in geschlossenen Räumen. Die Naturfaszination durch sich verändernde Landschaften lenkt ab und das motorische Gehen, das wenig Konzentration bedarf, ist ein Blues-Killer. Sprich, Gehen ist der Move, der das Fasten positiv unterstützt. Gehen, Naturerfahrung, Körperbewusstsein – das sind schon einmal drei Wege, aus dem Alltag auszubrechen und sich selbst neu zu justieren.

Pilgern, Wallfahrten, Hadsch

Lange Wanderungen aus Glaubensgründen gibt es in allen Weltreligionen. Bereits in der Antike galt ein Gang zum Orakel von Delphi als Entscheidungshilfe. Heute ist Pilgern mehr denn je angesagt, weniger aus religiösen Motiven als vielmehr zur Selbstfindung und als Grenzerfahrung.

Eine über 1000-jährige Erfolgsgeschichte

Sind beim Pilgern alle praktischen Fragen überwunden, kommt der Seelenanteil. Sehnsucht, Neugierde, Verzweiflung, Aufgabe, Motivation, Überwindung, Halten, Beschleunigen – es sind die Grundfragen an unser Selbst, die den ganzen Weg zu einem Abenteuer machen. Gleich ab der Haustüre.

Als sich im 8. Jahrhundert die Annahme verdichtete, dass der Jesusjünger Jakobus in Santiago de Compostela seine letzte Ruhestätte habe, vergingen zwar erst einmal weitere 200 Jahre, bis die Pilgerbewegung einsetzte, allerdings dann mit Vehemenz und mit der Unterstützung der Abtei Cluny und der spanischen Monarchen. Auf dem Camino de Santiago, dem Camino Francés und vielen Altwegen, Handelsstraßen teils aus der Antike fluteten Gläubige aus ganz Europa in die Stadt nach Galicien. Die Pilgerbewegung, die in der ersten Hälfte des 11. Jahrhunderts entstand, wurde gespeist durch den »Heil- und Erlösungsgedanken«, den die katholische Kirche ausgab. Den Reformatoren waren dies und der damit betriebene Ablasshandel zutiefst suspekt. Dennoch funktionierten die karitativen Einrichtungen entlang der nordspanischen Strecke, die Herbergen und billigen Versorgungsstationen, weiter. Die Säkularisierungswelle nach den Napoleonischen Kriegen brachte das Pilgerwesen fast zum Erliegen. Als 1884 Papst Leo XIII. die Echtheit der Reliquie im Dom von Santiago bestätigte, geriet die Jakobspilgerbewegung wieder in Schwung. Unter Franco wurde sie allerdings politisch instrumentalisiert.

Ein neues Wanderfeeling

1950 machten sich die »Freunde des Jakobswegs« in Frankreich und Spanien daran, die alte Tradition neu zu beleben, nicht nur aus wissenschaftlichen Gründen – man wollte politische Aufarbeitung – sondern durchaus auch als touristisches Gut.

Gehen moderne Pilger anders?

Als der Entertainer Hape Kerkeling 2001 seinen Jakobsweg machte und 2006 ein Buch darüber herausbrachte, verdoppelten sich nach dem Bestseller (über 2 Mio. verkaufte Bücher) die Zahlen der deutschen Jakobspilger nahezu. Bücher über biografische Jakobswege gibt es viele. Eines der motivierendsten und weltlichsten schrieb Jean-Christophe Rufin. Der französische Arzt und Schriftsteller bringt den alten Wegen und sich selbst poetisch und dennoch realistisch Zuneigung und Kritik entgegen. Auch der Überraschungserfolg des Österreichers Eduard Freundlinger betont die Kehrtwende im Leben, die der Jakobsweg darstellt. Tatsächlich sind es heute ganz praktische Gründe, die den Jakobspilger plagen, denn seine Vorfahren waren an entbehrungsreiches Wandern gewöhnt.

- Ein 3 kg schwerer Rucksack wäre ideal, wie packt man ihn?
- Welches Blasengel/Pflaster hilft zuverlässig? Hier helfen nur der Selbstversuch und Empfehlungen von Mitwanderern.
- Wie gut müssen die Wanderschuhe eingelaufen sein? Im besten Fall gut! Wer das Pech hat, unterwegs welche kaufen zu müssen, hat eine Zusatzaufgabe.
- Hut, Stock, Zelt? Was muss, was kann, was wäre gut? (s. S. 24/25, 50).
- Mit welchem Budget rechnen? Das hängt von der Länge der Wanderung und vom Grad des individuellen Komfortanspruchs ab.
- Welche Jahreszeit? Art, Geografie und Witterung müssen einbezogen werden.
- Muss man den Weg in einem Stück oder in Teilen machen?

Nachdem Papst Johannes Paul II. im Jahre 1982 selbst den Jakobsweg besucht hatte, nahmen die Wanderer zu. Waren es 1970 noch 68, sind für das Jahr 2016 dann 278 041 Pilger registriert worden. Ein Erfolg, der vermutlich auch auf das gesteigerte Interesse zurückgeht, die »Uhren anzuhalten«, sich dem Slowmove hinzugeben und sich eine Reise zu erarbeiten. Viele Pilger sind auch heute noch religiös motiviert, aber es ist anzunehmen, dass dieses Gemeinschaftserlebnis, das man durchaus sehr einsam und individuell gestalten kann, in Form eines Innehaltens gesehen wird. Gehen als Erfahrungstrip, als Reise zu sich selbst. Täglich 100 Kilometer zu gehen, ist auch für Geübte kein Spaziergang. Doch auf den Jakobsweg machen sich selbst Menschen, die direkt vom Bürostuhl ihren Rucksack packen, Menschen, die von den primitiven Unterkünften überrascht sein werden. Ist es eines der letzten Abenteuer in Europa? Eine Art Bußgang der Moderne? Oder ganz einfach ein spiritueller und dabei sportlicher Weg, sich selbst kennenzulernen?

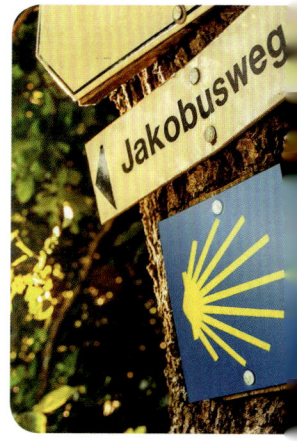

Gehen ist das Windrad für den Geist

Ein Problem muss gelöst oder eine Entscheidung gefällt werden – dabei passiert oft etwas, das wir aus Filmszenen oder eigener Erfahrung kennen: Wir »springen« auf, laufen auf und ab, marschieren einfach los, raus an die frische Luft und merken schon bald: das hilft!

Gehen + Denken + Hormone = Glück?

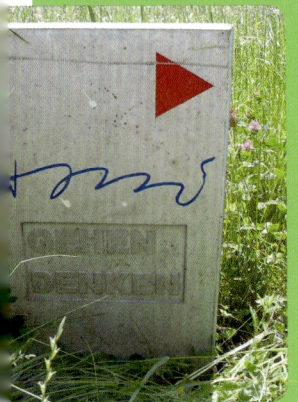

Auch Aristoteles soll seine Ideen gerne im Gehen vorgetragen und darauf gebaut haben, dass sich das gemeinsame Durchschreiten der Athener Wandelhallen positiv auf die Kreativität seiner Schüler auswirkt. Goethe, Schopenhauer, Nietzsche und der Vielwanderer Hermann Hesse bestätigten diese Sicht, wobei Letzterer gerne für sich alleine ging. Moderne Spaziergang-Coaches preisen dagegen mit Reizworten wie »Walk'n talk« die segensreichen Wirkungen gemeinsamen Gehens an.

Geführt oder alleine?

Dem Spaziergeh-Denker Thomas Bernhard wurde sogar eine Wegmarke gesetzt.

Allein oder in der Gruppe, das ist wie so oft Geschmackssache. Fakt ist, dass Gehen als Bewegung im Freien und möglichst noch bei Sonnenlicht den Botenstoff Serotonin freisetzt, das sogenannte Glückshormon. Was nicht heißt, dass auch ein wohlüberlegter Regenspaziergang zu Einsichten, geistiger Klarheit und fälliger Selbstreflexion führen kann. Gehen ist eine Wohltat für den Geist, es setzt etwas in Bewegung, das überraschend Distanzen überwindet zu Gedanken, die bisher schwer zu fassen waren. Eine persönliche Erfahrung ist, dass dieser Prozess alleine besser funktioniert, auch wenn die Coaches ihre Rolle als »coach2go« für unverzichtbar halten. Fakt ist auch, dass beim Gehenden nur das in Bewegung kommt, was an geistigem oder kreativem Potenzial vorhanden ist.

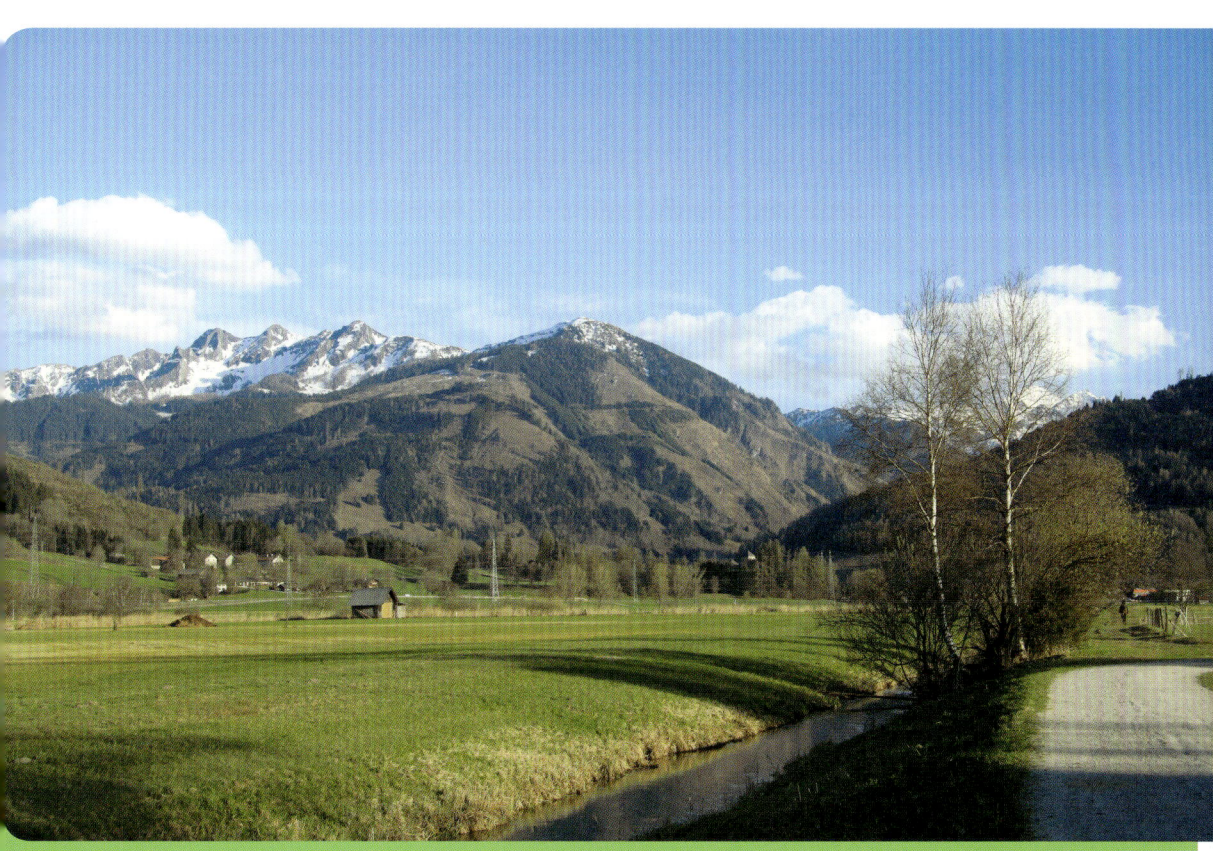

Der Spaziergangsforscher Bertram Weisshaar bringt es auf den Punkt: »Das Gehen ist eine Einladung, sich selber in eine Verfassung zu bringen, in der man Inspirationen empfangen kann. Daraus sollte man aber besser keinen Mythos machen. Oder gar ein Naturgesetz nach dem Schema: Wer fünf Kilometer geht, kriegt drei neue Ideen und bei zehn Kilometern sind es gleich sechs bis sieben.«

Literarische Spaziergänge

In seiner Erzählung »Gehen« stellt der österreichische Schriftsteller Thomas Bernhard fest: »Wenn der Körper in Bewegung kommt, dann kommt auch unser Denken in Bewegung.« Dieser Einsicht wird kaum jemand widersprechen. Doch weil Thomas Bernhard bekanntermaßen nicht zu den Optimisten gehörte, wundert es nicht, wenn für ihn »... diese Praxis, Gehen und Denken, nicht längere Zeit ohne Schädigung fortzusetzen ist«. Damit spricht Thomas Bernhard einen zentralen Punkt an: Das Gehen wie das Denken braucht Pausen, sonst warten wir vergeblich auf den positiven Effekt. Auch ein Windrad läuft nicht pausenlos.

Der Thomas-Bernhard-Weg führt durch das Naturschutzgebiet Zeller See. 1995 schlug der damalige Bürgermeister ihn vor »als Zeichen dafür, dass die Engstirnigkeit und Kleinherzigkeit mancher Salzburger Orte in Zell am See nicht gegeben ist«.

Heilend durch den Wald

Gehen im Grünen als Vademekum? Was viele Jahre als leicht esoterische Softlehre abgetan wurde, ist mittlerweile medizinisch anerkannt. In Japan begannen 2012 die ersten »Waldmediziner« zu erforschen, welchen Wert und welche Auswirkung Waldspaziergänge auf unser Immunsystem haben. Mittlerweile ist die *forest medicine* eine weltweit anerkannte Wissenschaft.

Das Flüstern des Waldes

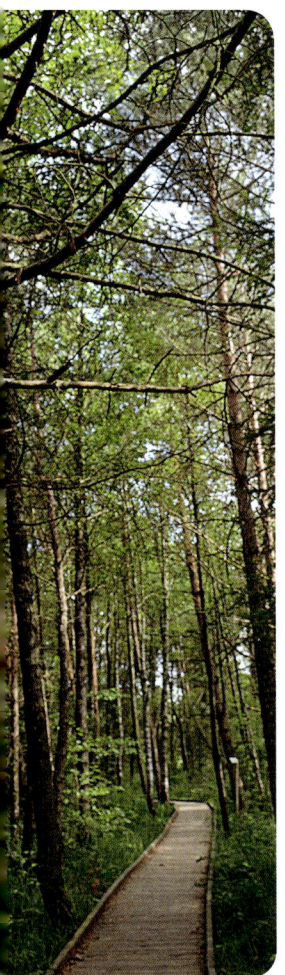

Die Biophilie, nach Erich Fromm »die Liebe zum Lebendigen«, hat eine wahre Trendkarriere hingelegt. 1984 entwickelte Edward O. Wilson seine Biophilie-Hypothese, die Menschen eine tiefe Liebe zur Natur bestätigt. Das ist doch selbstverständlich, mag nun mancher sagen, doch so einfach ist es nicht mehr. Durch die Verstädterung haben viele Menschen den Kontakt zur Natur verloren. Auf der anderen Seite haben wir eine tiefe Abneigung gegen zu viel chemische Medizin. Gleichzeitig nehmen Stress, Burn-out und seelische Erkrankungen zu. Da kommt die Botschaft, dass einfache Waldspaziergänge krebshemmend, gegen Depressionen erfolgreich und grundsätzlich resilienzfördernd sind, genau richtig. 1982 führte das japanische Gesundheitsministerium *Shinrin Yoku* ein: das Waldbaden. Denn man hatte herausgefunden, dass schon eine Stunde im Wald den Blutdruck senkt und jene Killerzellen aktiviert, die unser Immunsystem abwehrfähig machen. Neben den Medizinern haben auch Biologen, Forstwissenschaftler und Chemiker zum Biophilia-Trend beigetragen. Nicht erst seit Wohllebens »Vom geheimen Leben der Bäume« weiß auch der Laie, dass Bäume kommunizieren, und zwar mittels Terpenen, organischen Inhalts- und Botenstoffen, sowie Pheromonen. Das sind Duftstoffe, die uns typischen Waldduft bescheren, erdig moosig, Fichten- und Lindenaromen. Sie sind die Wörter der Bäume und Pflanzen. Das grüne Leben im Wald ist ein reger Austausch von Informationen und Warnungen. Das duftende und auch das geruchlose Flüstern sind chemisch nachweisbare Substanzen, die nicht nur Bäumen, Farnen, Moosen und Flechten guttun, sondern uns auch.

Der Biophilia-Effekt nach Clemens Arvay

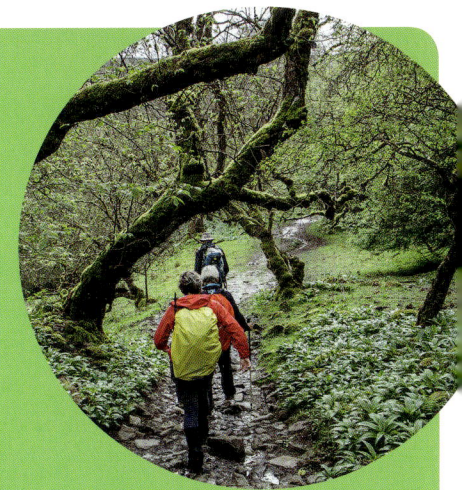

Der österreichische Wissenschaftler Clemens Arvay hat sich ganz den grünen Selbstheilungkräften verschrieben und dazu ein leicht verständliches Buch verfasst: »Der Biophilia-Effekt«.

Alle Sinne auf Grün

Arvay legt in seinem Buch besonders anschaulich dar, wie wir mit der richtigen Dosis Waldspaziergängen unsere Selbstheilungskräfte mit natürlichen Mitteln so stimulieren können, dass wir resistent gegen freie Radikale, Viren und Stressatoren werden. Ja, dass wir Anti-Krebszellen so auf Vordermann bringen, dass eine messbare Stabilität eintritt. Zwei Stunden im Wald, in denen nicht die zurückgelegte Meile wichtig ist, sondern die Intensität der Erfahrung. Langsames Gehen, Verweilen an Plätzen, »die einen ansprechen«, sich bücken zur Humusschicht, um dem botenstoffreichen Boden nah zu sein. Was Naturphilosophen wie Henry David Thoreau schon vor über hundert Jahren in etwas umständlichen Beschreibungen verbreiteten, ist heute dank messbarer Werte eine neue Schule. Gehen im Wald, Gehen im Grünen, Gehen in der Natur könnte uns ein Stück weit zurück zu unseren Wurzeln bringen, die Natur, aus der wir kommen, deren Teil wir sind und aus der wir Kraft schöpfen.

Das Auge auf Grün ruhen lassen. Gerade das fast musterartige Bild aus Blattstrukturen beruhigt uns mental, denn das Auge erkennt Regelmäßigkeit. Beim Atmen werden die Terpene der Bäume aufgenommen, im besten Fall als Duft, manchmal sogar als »schwere« Luft, wenn gerade Regen den Wald in ein Geruchskonzert verwandelt hat. Nach Arvay sind drei hintereinander verbrachte Tage mit zwei- bis dreistündigen Waldgängen geradezu ein Selbststärker der Extraklasse. Sogar die Vorstellung einer Waldatmosphäre schafft Stress weg und vermindert Krankheitserreger. In Krankenzimmern aufgehängte Waldtapeten verbessern die Heilung signifikant. Vielleicht spielt auch ein Stück weit unser »altes Wissen« eine Rolle, das gespeichert hat, dass die Liebe zur Natur uns auch Überleben gesichert hat. Denn unsere Vorfahren der Urzeit hätten ohne harmonisches Naturverständnis nicht überlebt. Bewusstes Gehen im Wald begünstigt den Biophilia-Effekt, denn die Bewegung inmitten des kommunizierenden Grüns macht uns ruhig und stark.

Gehen imaginieren

Gehen ist nicht nur eine Sache der Beine und der Muskulatur, sondern eben zu einem großen Teil eine Sache des Kopfes. Sich Landschaften vorzustellen und sie geistig zu durchschreiten ist manchmal die beste Vorbereitung für eine echte Wanderung. Die Sehnsuchtsorte sind seit der Antike ähnlich.

Arkadien

Eine friedliche Landschaft voller Laubbäume, vielleicht eine Auenlandschaft, eventuell sanfte Hügel, wogende Gräser, Kornblumen und Mohn. Die Blühwiesen locken Schmetterlinge an. Eidechsen sonnen auf runden Steinen, die mit Moosen verbunden sind. Gehen ist hier kein Sport, sondern ein schrittweiser Rückzug in ein naturverbundenes Leben. Die barocken Schäferidyllen beeinflussen auch die Fortbewegungsart: langsam gehend, von Tieren begleitet, eins sein mit der Natur, Tag und Nacht.

»Was du für den Gipfel hältst, ist nur eine Stufe.« Seneca (ca. 1 – 65 n. Chr.)

Promenieren

Schon die Römer kurten gerne, vornehmlich in heißen Quellen wie Aquae (heute Baden-Baden). Doch erst im 18. und schließlich im 19. Jahrhundert entstanden die großen Kurbäder Europas. Goethe verbrachte seine Sommer in Marienbad und verliebte sich gut erholt in Ulrike von Levetzow. Heute erinnert an die Verbindung des über 70-jährigen Goethe mit der erst 17-jährigen Frau ein Wanderweg. Gehen ist im goetheschen Sinne immer auch Schwelgen und Schwärmen. Gehend Gefühle äußern ist auch heute für viele Menschen ein Weg, sich zu öffnen.

»Was ich nicht erlernt habe, das habe ich erwandert.« Johann Wolfgang von Goethe (1749–1832)

Waldwandern

Grünes Blätterdach über moosreichen Flächen. Schatten- und Lichtspiele zwischen rauen Stämmen. Pilze bilden Kolonien und geben der Waldluft Würze. Das Atmen im Wald wird zur Meditation, der Anblick von Grün zur Kur für die Seele. Die gleichmäßige Unruhe der Blattstrukturen stimuliert unsere Abwehrkräfte. Shinrin Yoku, Waldbaden, gehört heute weltweit zu anerkannten Verfahren gegen Burn-out und Stress. Ein Tag im Wald ist wie ein Druck auf die Reset-Taste der Gesundheit.

»Ich habe mir meine besten Gedanken ergangen und kenne keinen Kummer, den man nicht weggehen kann.« Søren Kierkegaard (1813–1855)

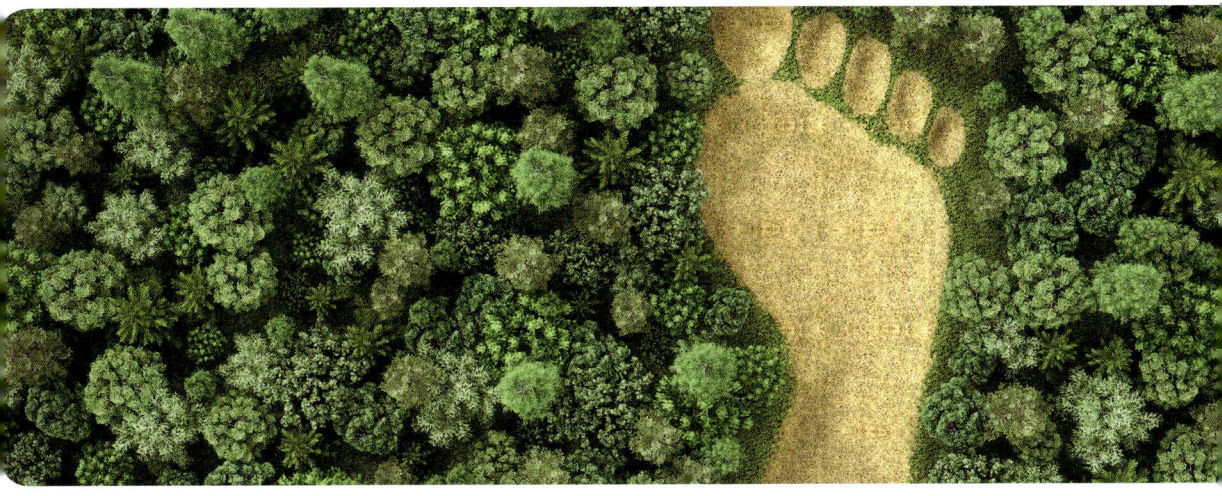

Gehen am Meer

Nichts als Sand unter den Füßen, ab und zu Wasser, das sie umspült. Der Wind bläst alle Gedanken fort, während die Kilometer wie im Flug hinter einem bleiben, weil der Horizont nie zu erreichen ist. Wasser und Himmel verschmelzen und geben den Gedanken beim Gehen neue Dimensionen. Weit und hoch hinaus, Undenkbares wird möglich und die eingeatmete Luft ist voller gesunder Salze und Aerosole, die unsere Sorgen vertreiben und neue Ideen bringen.

»Wandern ist eine Tätigkeit der Beine – und ein Zustand der Seele.« Josef Hofmiller (1872–1933)

Auf den Berg gehen

Hinaufgehen ist eine besondere Form des Wanderns, denn die Bewegung führt zu einem Gipfel, im besten Fall über die Wolken. Die Muskelanstrengung ist eine völlig andere als beim Wandern in der Ebene. Jeder Schritt muss erarbeitet werden, dafür ist die Belohnung umso schöner: Gipfelglück ist nicht nur ein Wort, sondern ein Zustand, der wie ein Kraftwerk wirkt und seine Wirkung lange entfaltet. Wer auf dem Berg war, kommt als anderer Mensch wieder.

*»Demut gebietend und erhebend zugleich, kaum etwas in der Natur flößt uns so viel Ehrfurcht ein wie der Anblick von Bergen.« Kofi Annan (*1938)*

Flusswandern

Wege, die an Flüssen liegen, sind immer Kraftorte. Wasser und Wandern sind ein starkes Paar, das sich gegenseitig in der Wirkung beeinflusst. Auenlandschaften, Treidelwege und Uferpromenaden verlieren ihre Faszination nie, egal, ob sie nun als schlichter Gehweg, als urwaldiger Freizeitpfad oder als städtisches Naherholungsgebiet daherkommen. Von Flüssen geht eine Kraft aus, die uns von der Quelle bis zur Mündung wandern lässt.

»Wer ans Ziel kommen will, kann mit der Postkutsche fahren, aber wer richtig reisen will, soll zu Fuß gehen.« Jean-Jacques Rousseau (1712–1778)

Die Wanderforschung

Nur eine Handvoll Wissenschaftler erforscht das Gehen, die älteste Fortbewegungsart der Menschheit. Auf diesem schmalen Pfad gibt es jetzt eine Abzweigung, die Wanderforschung. Sie möchte ergründen, ob und wie das Wandern Menschen der Natur gegenüber in Bewegung bringt.

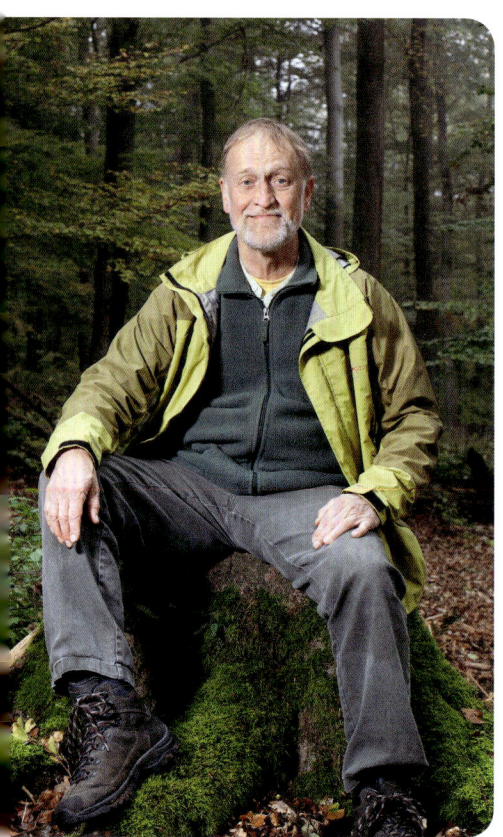

Dr. Rainer Brämer lebt und forscht Schritt für Schritt!

Natur pur

»Zurück zur eigenen Natur« heißen Motiv und Ansatz von Dr. Rainer Brämer, Natursoziologe an der Universität Marburg. Für ihn ist die Erforschung des Wanderns der beste Weg, hinter die Beziehung des Menschen zu seinem »arteigenen Biotop« zu kommen, das durch ihn selbst bedroht ist. Wir fragen: »Verhalten sich Wanderer der Natur gegenüber sensibler?«

»Unsere Studien sagen in der Tat: Wanderer sind deutlich natursensibler. Zwar lassen statistische Zusammenhänge noch keine belastbaren Schlüsse auf ursächliche Wirkungen zu, aber nachvollziehbar erscheint: Wanderer wollen etwas von der Natur, weil sie persönlich davon profitieren. Für sie fungieren Wald und Feld als eine Art »Psychotop«. Jeder, der sich zu Fuß darauf eingelassen hat, als Naturwesen also und meist auch ganz bewusst ohne Technogadgets, macht sehr schnell diese Erfahrung. In allen Erhebungen zu den Motiven von Wanderern nimmt daher das Erlebnis bzw. der Genuss von Natur mit Abstand die erste Stelle ein. Irgendwie finden sie zu ihrer eigenen Natur zurück, zu einem angemessenen Tempo der Bewegung und der Wahrnehmung ihrer Umwelt. Ob sich daraus mittelfristig ein gelasseneres Lebenstempo entwickelt, wäre eine Untersuchung wert.«

Kraftquelle: Gehen ohne Gadgets

Forscher beobachten den Trend einer beliebter werdenden freien Bewegung in naturnaher Landschaft. Als Gegenbewegung zum digitalen Lebensstil wäre das nur zu begrüßen.

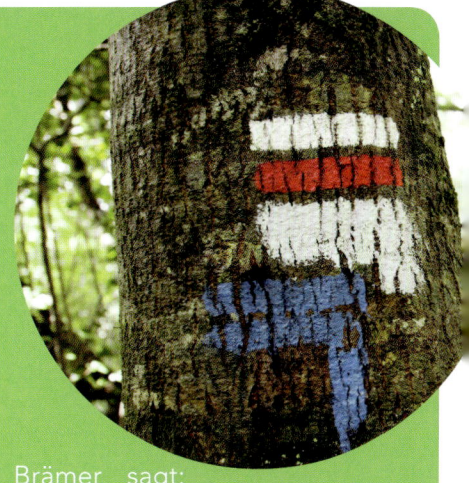

Dr. Brämers Forschung ist ein Paradebeispiel für Praxisnähe. Es interessieren ihn nicht nur die Motive und Befindlichkeiten der Wanderer, sondern auch, wie sich diese in Kriterien für die Schaffung neuer Wanderwege umsetzen lassen. Konkrete Zusammenarbeit mit dem Tourismusgewerbe ist ihm nicht fremd, da ist es gut zu wissen, dass seine empirischen Studien auf umfänglichen und praxisnahen Befragungen direkt an der Basis beruhen.

Dem Marburger Pionier der Wanderforschung ist bei seiner Arbeit nicht verborgen geblieben, dass des Menschen »arteigenes Biotop« eine Mischung aus Elementen unserer Vorzeit und eines selbst geschaffenen »Technotops« ist. Das bringt laut Brämer die »ökologischen Puristen« auf den Plan, die darüber klagen, »dass es heute keine echte Natur mehr gibt. Und wo sie es stückchenweise doch noch gibt, sollte man sie am besten nicht mehr betreten. Auf diesem radikalen Verständnis fußt der gegenwärtige Wildnis-Hype.«

Unsere Frage: Nationalparks kann ja zum Glück jeder betreten und durchwandern. Gibt es in Zukunft also auch noch Reservate für die richtige Wildnis? Ganz ohne Wanderer?

Dr. Rainer Brämer sagt:
»In der angloamerikanischen Umgangssprache ist »wild« alles, was jenseits des Technotops grünt, wächst und gedeiht. Und genau dahin zieht es auch bei uns diejenigen, die in der Natur Erholung suchen, weil sich ihre eigene Natur da am wohlsten fühlt. Wanderer zum Beispiel. Auch sie plädieren, wenn man sie ganz allgemein danach fragt, für mehr Wildnis.«

Wandern 2020, wild oder ganz anders?

Aus einem Interview des »Wandermagazins«: »Wird 2020 der Wanderer mit brillenintegriertem Navigationssystem und Erfassungssensoren in der Funktionskleidung für Puls und Kalorienverbrauch unterwegs sein?«

Antwort von Prof. Ralf Roth, Direktor des Instituts für Natursport und Ökologie an der Sporthochschule Köln: »Ich bin fest davon überzeugt, dass es nicht dazu kommen wird. Jedenfalls dann nicht, wenn es gelingt, Bewegung in naturnaher Landschaft als Gegenbewegung (zum digitalen Lebensstil der Jugend, Anm. d. Red.) zu etablieren.«

Spazierengehen als Batterie

»Nach dem Essen sollst du ruhen oder 1000 Schritte tun.« Dieser Sinnspruch zur Verdauungsförderung könnte auch heißen: »Nach dem Denken sollst du ruhen oder 1000 Schritte tun«, denn Gehen ist die beste Bewegung, um unsere grauen Zellen wieder fit zu machen.

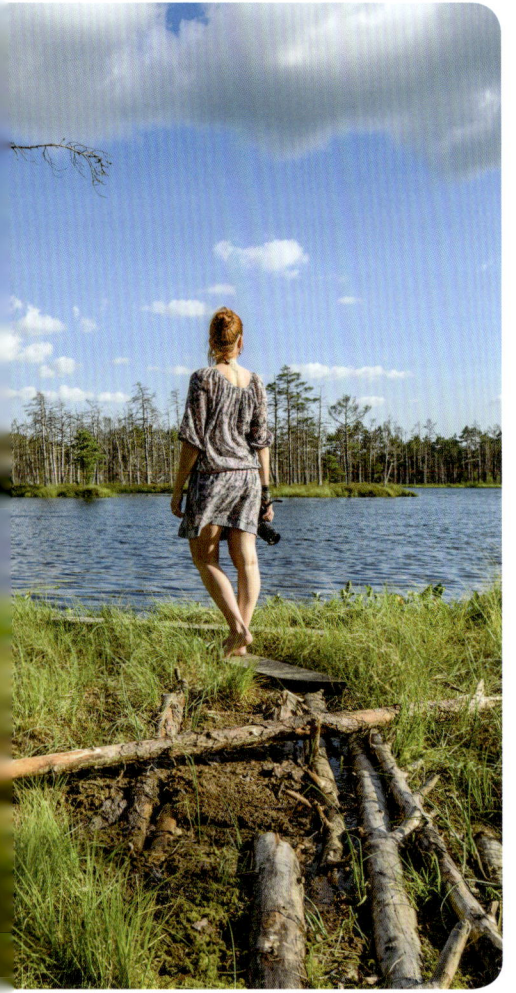

Experten der Erholung

Rachel und Stephen Kaplan sind Forscher der relativ jungen Disziplin Umweltpsychologie. Sie untersuchen den Einfluss der Umwelt auf unsere Psyche. Dabei sind sie zu erstaunlichen Ergebnissen gekommen:

- Natur fasziniert uns, egal in welchem Alter.
- Naturbeobachtung erschöpft uns nicht, sie bereichert uns.
- Schon ein kurzer Aufenthalt in der Natur gibt uns den Eindruck des *being away*, des »Herausseins« aus dem Alltag.
- Kaplans Aufmerksamkeits-Erholungs-Theorie (*Attention Restoration Theory*) belegt, dass wir bei unangestrengter Bewegung im Grünen unser Hirn erholen. Wir sind fasziniert von den Dingen, die wir sehen, wir beginnen zu reflektieren, unser Denken schweift ab. Wir geraten im besten Fall in einen Flow, benannt nach dem Glücksforscher Mihály Csíkszentmihályi, der mit seiner Flow-Theorie (s. S. 73) »das als beglückend erlebte Gefühl eines mentalen Zustandes völliger Vertiefung (Konzentration)« beschreibt.
- Kritische Gespräche, die während des Gehens geführt werden, kommen öfter zu positiven Ergebnissen als Gespräche im geschlossenen Raum.

Die Spazierdenker

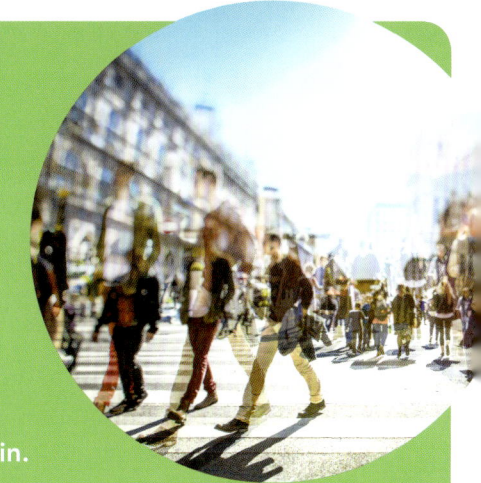

Als der US-amerikanische Psychologe und Philosoph William James (1842–1910) Ende des 19. Jahrhunderts die Theorie aufstellte, dass Körper und Seele eins sind – und nicht wie bis dahin angenommen, unabhängig voneinander agierend –, beeinflusste er ganz wesentlich den Ansatz der ganzheitlichen Medizin.

Aufmerksamkeit 1

Der Psychologe, Philosoph und Mediziner entdeckte vor diesem neuen Ansatz noch etwas anderes: dass wir zwei Formen von Aufmerksamkeit haben. Zum einen die gerichtete Aufmerksamkeit, die wir beim Lernen, beim Arbeiten und im Straßenverkehr benötigen. Diese Form der Konzentration ist energieraubend, sie kostet Kraft und lässt einen ermüden. Wenn wir sie über allzu lange Zeit durchhalten müssen, fühlen wir uns »ausgelaugt«. Im schlimmsten Fall mündet die gerichtete Aufmerksamkeit in Stress, und zwar die Form von Stress, die krank macht, den Disstress.

Aufmerksamkeit 2

Die andere Form, die William James ansprach, ist die natürliche Aufmerksamkeit, die uns die Natur abverlangt. Beim Umherwandern in der Natur, beim Gehen im Grünen wird die Aufmerksamkeit stets überrascht. Durch Dinge, die es zu entdecken gibt, Naturphänomene oder den sanften Minimalismus, den Natur bietet: kleine Blüten am Wegesrand, ein besonders hübsches Mooskissen, ein schneebedeckter Berggipfel in der Abendsonne, ein Wellenschlag auf einem tiefblauen See. Diese Form des Überraschtwerdens durch die Natur, kurz Naturfaszination, tankt unsere grauen Zellen schneller und effektiver auf als zum Beispiel ein Spaziergang durch die Stadt. James hat dieses Phänomen noch nicht messbar belegen können. Diesen wichtigen Teil der Forschung übernahm das Wissenschaftlerpaar Rachel und Stephen Kaplan, Professoren an der Michigan-Universität. Die Begründer der Umweltpsychologie haben mit ihrer *Attention Restoration Theory* den Denkansatz James' weitergeführt. Demnach kostet zielgerichtete Konzentration Kraft. Die Konzentration auf beiläufige Erscheinungen der Natur hingegen, wie Wolkenformationen oder einem Vogelschwarm hinterhersehen, füllt die Denkreserven wieder auf.

Bei einem Konzentrationstest ließ man eine Probandengruppe eine halbe Stunde durch die Stadt gehen und die andere Gruppe durch einen Wald. Beide Gruppen sollten dann dieselben Aufgaben lösen. Die Waldgruppe schloss signifikant besser ab.

Pilgerwege, alte Wege, Meditationswege

Titel wie »Auf den Spuren von ...«« haben eine Magie, die bei uns etwas in Gang setzt. Dabei müssen diese »Vorgänger« nicht berühmt gewesen sein. Auch den vielen Unbekannten auf Pilgerwegen, Schmugglerpfaden oder Jägersteigen nachzuspüren kann Gewinn bringen, historisch interessant und sportlich hin und wieder recht anspruchsvoll sein.

Höheres Wandern?

Mit den Pilgerwegen ist das heute so eine Sache, seitdem in ganz Europa der Jakobsweg Hochkonjunktur hat. Anwohner des Pilgerwegs nach Santiago di Compostela protestieren bereits gegen den übersteigerten Andrang, auch die Wissenschaft hat das Phänomen längst für sich entdeckt. Laut der Marburger Pilgerstudie von 2009 steht im Vergleich zu den Wanderern bei den Pilgern ein Motiv stark im Vordergrund: die Wiederentdeckung alter Werte, wobei die Motive »Touristische Neugier« sowie »Selbstfindung und Spiritualität« nahezu gleich verteilt sind. 20 Prozent der Pilger geben bei der Motivfrage »Weiß nicht« an, das waren wohl diejenigen, die »dann mal weg« wollten. Ist also Pilgern heute die spirituelle Form des Wanderns? Es bleiben Zweifel.

Ein Zitat der Kulturgeografin Judith Specht aus »Fernwandern und Pilgern in Europa – Über die Renaissance der Reise zu Fuß« weist in eine ähnliche Richtung: »Langsam sein, einem klaren Weg folgen, nicht permanent Entscheidungen treffen zu müssen, sich seines Innenlebens wie seiner Umwelt bewusst zu werden und eventuell einen Zugang zur Transzendenz zu erlangen, sind Strategien, in der heutigen Zeit seinen Weg zu finden.« Demnach sind sich Pilgern und Wandern – als »Fernreisen zu Fuß« – heute näher als in weniger säkularen Zeiten.

Für Fernwanderer, die ihre Selbstfindung schon erreicht haben und trotzdem immer noch neugierig sind, haben wir einen Tipp: Suchen Sie sich die alten Wege! Sie verschwinden zwar immer mehr, aber es gibt sie noch als manchmal schwer zu erkennende Rudimente früheren Lebens und Arbeitens. Schmale Pfade durch den Wald, hinter jeder Kurve ein Geheimnis, angelegt hat sie niemand, irgendwann waren sie einfach da, eingetreten von Bauern, Jägern, Beerensammlern. Man fragt sich: »Auf wessen Spuren gehe ich hier?«, und mit ein wenig Fantasie ist man plötzlich nicht mehr allein unterwegs.

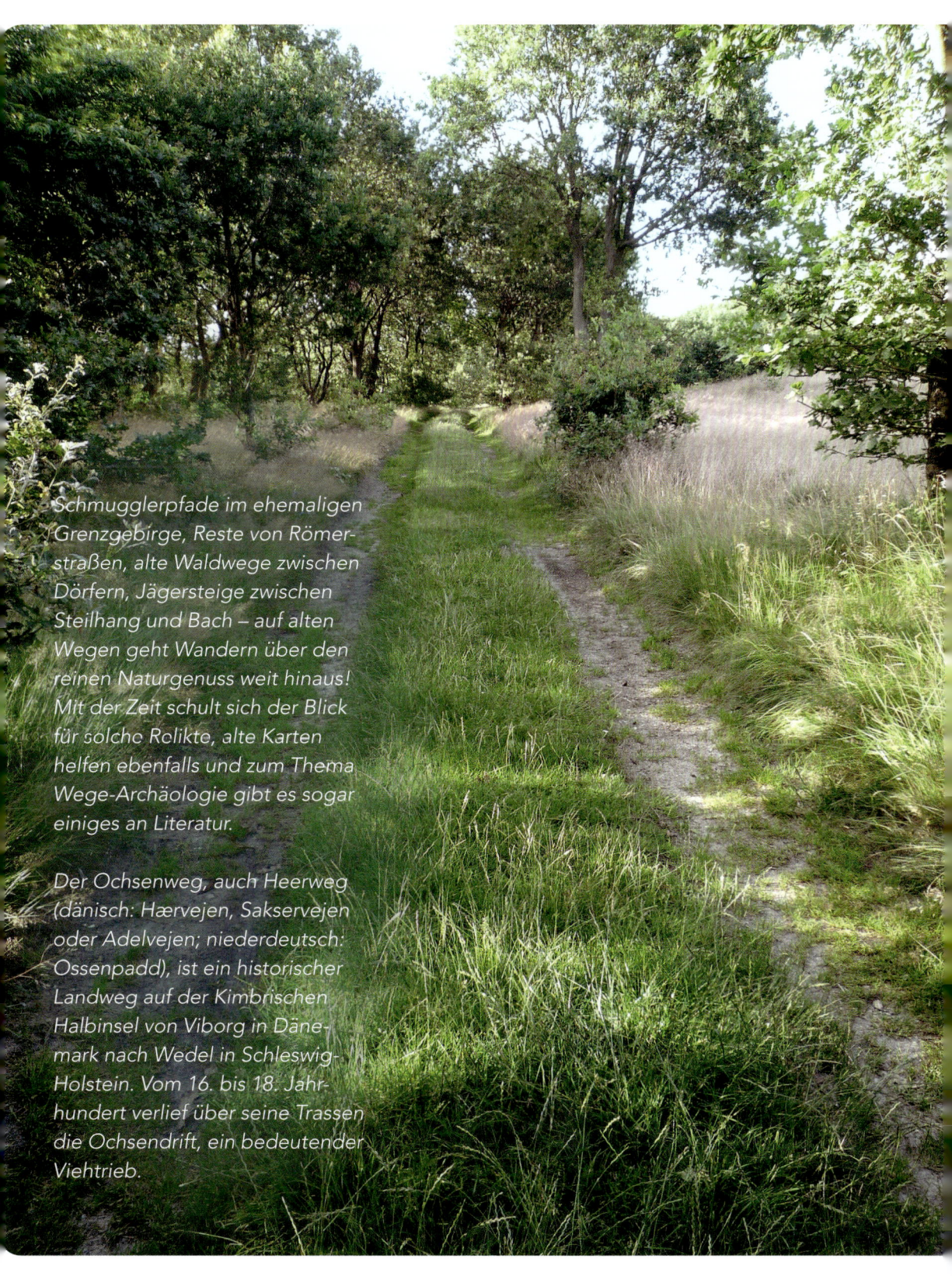

Schmugglerpfade im ehemaligen Grenzgebirge, Reste von Römerstraßen, alte Waldwege zwischen Dörfern, Jägersteige zwischen Steilhang und Bach – auf alten Wegen geht Wandern über den reinen Naturgenuss weit hinaus! Mit der Zeit schult sich der Blick für solche Relikte, alte Karten helfen ebenfalls und zum Thema Wege-Archäologie gibt es sogar einiges an Literatur.

Der Ochsenweg, auch Heerweg (dänisch: Hærvejen, Sakservejen oder Adelvejen; niederdeutsch: Ossenpadd), ist ein historischer Landweg auf der Kimbrischen Halbinsel von Viborg in Dänemark nach Wedel in Schleswig-Holstein. Vom 16. bis 18. Jahrhundert verlief über seine Trassen die Ochsendrift, ein bedeutender Viehtrieb.

Mit leichtem Gepäck ...

Vor vielen Jahren begegnete mir am Alpenrand ein »Wanderer auf der Walz«, mit Umhängetasche, Hut und Stock, sonst nichts. Er war auf dem Weg von Füssen nach Salzburg, jobbte gelegentlich unterwegs und hatte etwas aufzuarbeiten, so viel wurde im Gespräch klar. Ich habe ihn wegen seiner Unbeschwertheit beneidet.

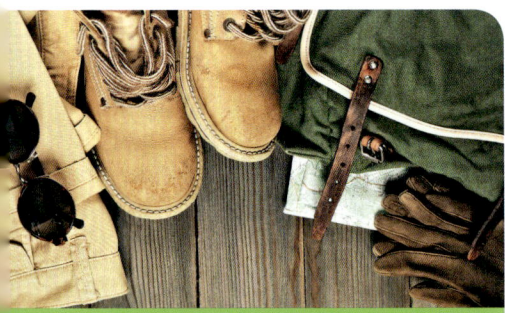

Das Bündel für den modernen Landstreicher:

- Schultertasche, Matchbeutel o.Ä., gerne auch vom Flohmarkt oder Ebay
- Allwetterhut
- Wanderstock, kann auch nostalgisch sein

Ansonsten reichen ein Paar Schuhe, Jacke, Wechselhemd und einmal Wäsche.
Die Frage, ob Handy oder Smartphone mitreisen, muss jeder für sich entscheiden.

... oder schweren Gedanken?

Gehen hilft, das haben wir bereits herausgefunden. Viel gehen hilft viel, so hörte es sich zumindest beim »Wanderer auf der Walz« an. Und wenn ich ihn richtig verstanden habe, half ihm bei seinem schweren Gedankenballast gerade das Gehen mit Minimalgepäck besonders gut. Der Wanderer sprach damals von einer neuen Erfahrung mit dem Blick auf kleine Dinge am Wegrand und auf den weiten Horizont. Davon, wie er gelernt hat, sich auf die unmittelbare Gegenwart, den Weg und die Schritte zu konzentrieren, und wie die ihn bedrückenden Dinge dabei immer mehr an Gewicht verloren. Ich glaube auch, dass ihm unterwegs die vielen menschlichen Begegnungen halfen.

Ohne Ballast – ein anderes Leben?

Als wir uns trafen, war er bereits drei Wochen unterwegs und hatte noch eine unbestimmte Strecke vor sich. Einen Plan gab es nicht, nur die Richtung war ungefähr klar. Er erinnerte mich, wenn auch nicht äußerlich, an die Hamburger Zimmerleute, die als Handwerksgesellen in ihrer unverwechselbaren Kluft wieder vermehrt durch die Lande ziehen und sich mit einem einfachen Bündel begnügen, das sie am Riemen über der Schulter tragen. Zeitlos und frei schweifen sie von

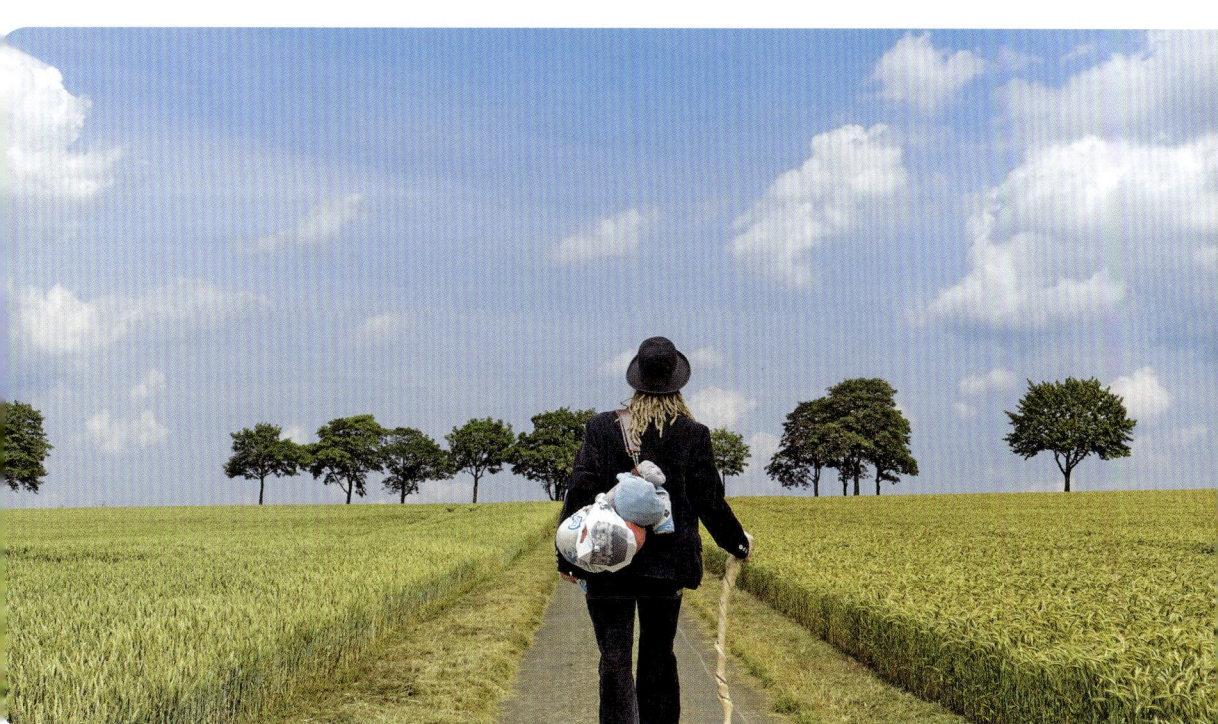

einer Arbeitsstelle zur anderen, pflegen ihre alten Traditionen und werden von vielen beneidet. »Die anderen leben nach der Uhr, wir haben Zeit«, so geht einer ihrer Sprüche.

Warum es beim Beneiden belassen? Die junge Generation hat bereits in diversen Blogs das Thema »Leichtes Gepäck«, »Weltreisen ohne Geld« oder »Minimalismus« entdeckt. Ihre Berichte kommen zwar überwiegend aus zivilisierten Gegenden oder Urlaubsregionen und nicht immer sind es nur Fußreisende, aber sie haben eine gemeinsame Erfahrung: Minimalgepäck ist ein Gewinn an Freiheit, der den Verlust an Komfort und Sicherheit eindeutig übertrifft.

Spontan, minimal, fundamental

Und noch eine Erfahrung lässt sich herauslesen: Je weniger geplant und vorab organisiert eine Minimalgepäck-Wanderung ist, desto mehr Kontakte ergeben sich zu den Menschen, denen man begegnet. Schwer bepackte Rucksacktouristen sind ein gewohntes Bild, den modernen »Landstreicher« dagegen will sich jeder genauer anschauen. Übrigens: Auch wenn kein großes Sorgenpaket oder schwere Gedanken abgewandert werden müssen, der Start ins unbeschwerte Vagabundieren, und sei es nur für ein paar Tage, ist eine tolle Erfahrung.

Das Leben auf der Walz ist eine Grenzerfahrung, die das ganze spätere (Arbeits-) Leben prägt. Auch ohne Zimmermanns-Hintergrund wäre eine Walz ein gutes mentales und physisches Training.

Minutengehen oder 1 Jahr auf Achse?

Was bewegt uns heute, in der Zeit der schnellen Fortbewegungsmöglichkeiten, zu Fuß extreme Strecken zu gehen? Gut, das Pilgern ist eine alte Kunst, die in allen Weltreligionen zu Hause ist. Doch bei den modernen Extremwanderern gelten andere Maßstäbe. Auch steigen sie nicht für kurze Zeit aus ihrem Alltag aus, sondern manchmal für ein neues Leben.

Sich finden in der Bewegung

Waren es in den 1970er- und 1980er-Jahren die Aschrams in Indien, die mit Meditation und Yoga, neuer Ernährung und bisweilen freien Gesellschaftsformen viele westliche Sinnsucher in ihren Bann zogen, so hat sich seit den 1990er-Jahren eine neue Form der Sinnsuche herausgebildet.

Als die US-amerikanische Autorin Cheryl Strayed 1995 aufbrach, um zu Fuß 1 700 Kilometer durch den Westen der USA zu wandern, hatte sie noch nicht die kleinen Annehmlichkeiten, auf die 20 Jahre später die deutsche Ex-Managerin Christine Thürmer traf: Trail-Angels, die Langstreckenwanderer mit dem Nötigsten versorgen. Und das Internet, das Planung, Wetter und Raststationen berechenbarer macht. Cheryl Strayeds Erlebnisse wurden 2015 erfolgreich verfilmt. Und auch Christine Thürmers Buch »Laufen. Essen. Schlafen.« über ihre drei Langstreckentrails, hielt sich lange auf der Bestsellerliste. Sie gilt als meistgewanderte Deutsche. Seit sie aus ihrem Managerleben ausstieg und als Debüt gleich einmal den Pacific Crest Trail in den USA – 4 277 Kilometer von Mexiko nach Kanada – absolvierte, hat sie sich in der internationalen Hiker- (Wanderer-) Szene einen verdienten Namen gemacht.

Sich finden oder gefunden haben?

Dass bei so einem Trip mentale Stärke und gute Planung über alles gehen, verheimlicht Thürmer nicht: »So eine Langstrecke hält man nur durch, wenn man sich selbst schon gefunden hat und sich mag. Dann ist Wandern Meditation

Extremes Komfortwandern

Gegen Thürmers Kontinentalwanderungen scheinen 100 Kilometer durch die Uckermark oder den Bayerischen Wald nichts. Warum nicht? Zu Fuß sich die Heimat erwandern, haben die wenigsten in ihrem Leben gemacht. Dabei hätte der Wanderdebütant beste Chancen, auch hier zunächst sich und dann seine Mitmenschen zu entdecken. Und das bei wenig Naturgefahren und bester Infrastruktur, denn Deutschland besteht »aus wenig Urigem, aber aus viel Gegend«, so Reporter Henning Sußebach, der einen einwöchigen Trip von Darß an der Ostsee bis zur Zugspitze mit der Vorgabe unternahm, den Asphalt zu meiden. Anfangs ahnte er nicht, welche Überraschungen sich ihm bieten würden. Es wurde, wenn man seinem Buch »Deutschland ab vom Wege« glauben darf, vor allem eine Begegnung mit Menschen, die irgendwie alle eine Geschichte zu erzählen haben. Dass das Anfragen um Milch oder Brot an völlig fremden Haustüren eine ganz andere Sicht auf die Gesellschaft ermöglicht, mag man sich denken. Doch es selbst zu machen und dabei 1 200 Kilometer zu gehen, ist etwas anderes.

– und das, denke ich, suchen die Menschen. Aber wenn Sie ständig Angst vor den Bären haben müssen, kommen Sie gar nicht in diesen Flow. Da ist mir die Uckermark lieber, wo es keine Bären, dafür an jeder zweiten Ecke einen Supermarkt gibt. Da kann ich mich wirklich aufs Wandern konzentrieren.« Damit hat sie einen wesentlichen Unterschied zum Pilgern oder auch Trekking und Wandern genannt. Extremwanderer setzen sich auch den Gefahren der Natur aus, sind Meister des Minimalismus, verzichten lieber auf ein zweites T-Shirt, bevor sie einen Müsliriegel liegen lassen, und sie sind geradezu besessen von Strecke. Extremwanderer wie Thürmer romantisieren nichts: »Ich dachte, das Navigieren und die körperliche Anstrengung würden das Schwierigste werden. In Wirklichkeit war es das Leben im Dreck. Sie machen alles auf dem Boden: Essen, Schlafen, Waschen. Alles ist schmutzig, alles stinkt. Auf der Haut haben Sie eine Mischung aus Sonnencreme, Moskitospray und Wüste. Damit müssen Sie erst mal klarkommen. Das ist auch der Grund, warum die meisten aufgeben.«

Wie viel Natur vertragen wir?

Das kommt darauf an, wie wir Natur sehen. Nur auf dem Bildschirm, präsentiert von mutigen Tierfilmern, da wird es mit einer brauchbaren Antwort schwierig. Die bekommen wir erst, wenn wir auf die Natur zugehen, wie und wo immer sie uns gerade begegnet.

Der Mensch als Teil der Natur

Wie viel Natur vertragen wir? In der Frage schwingt mit, dass wir Menschen uns nicht mehr als Teil der Natur sehen, was vielleicht Teil unseres heutigen Naturverständnisses ist. Fragen wir den Natursoziologen Dr. Rainer Brämer: »Natur ist, was die Zeitgenossen dafür halten. Und wenn man viele von ihnen fragt, sagen sie in der Regel spontan: ›Wald‹, ›Wiese‹, ›Tiere‹, ›Pflanzen‹ und Ähnliches, ganz selten auch mal ›Wetter‹, und ›Mensch‹ nur, wenn man sie direkt danach fragt. Wir wissen natürlich, dass wir Teil der gesamten Natur sind, wenn auch ein besonderer, weil wir inzwischen die Natur vor uns selber schützen müssen.«

Kinder mit Natur-Defizit-Störung

Nehmen wir die Natur als das, »was die Zeitgenossen dafür halten«, dann gibt es nur eine vernünftige Antwort: Der Mensch verträgt sie nicht nur, er braucht sie wie kaum etwas anderes und eigentlich sollte er nicht genug von ihr bekommen! Vorausgesetzt, er hat noch nicht verlernt, sich in ihr zu bewegen und beschränkt seinen Umgang mit ihr nicht auf das Bewachen, Schützen und sich selbst Aussperren. Rainer Brämer hat die Befürchtung, dass es nicht mehr lange dauern könnte, »... bis wir für uns ein ›Recht auf Natur‹ einfordern müssen«. Und weiter warnt er: »Mit Blick auf den Nachwuchs ist das schon jetzt der Fall. Angloamerikanische Kollegen haben bereits das Wort von der ›Naturdefizit-Störung‹ geprägt und klassifizieren die zunehmende Naturentfremdung als ›zweite Umweltkrise‹.«

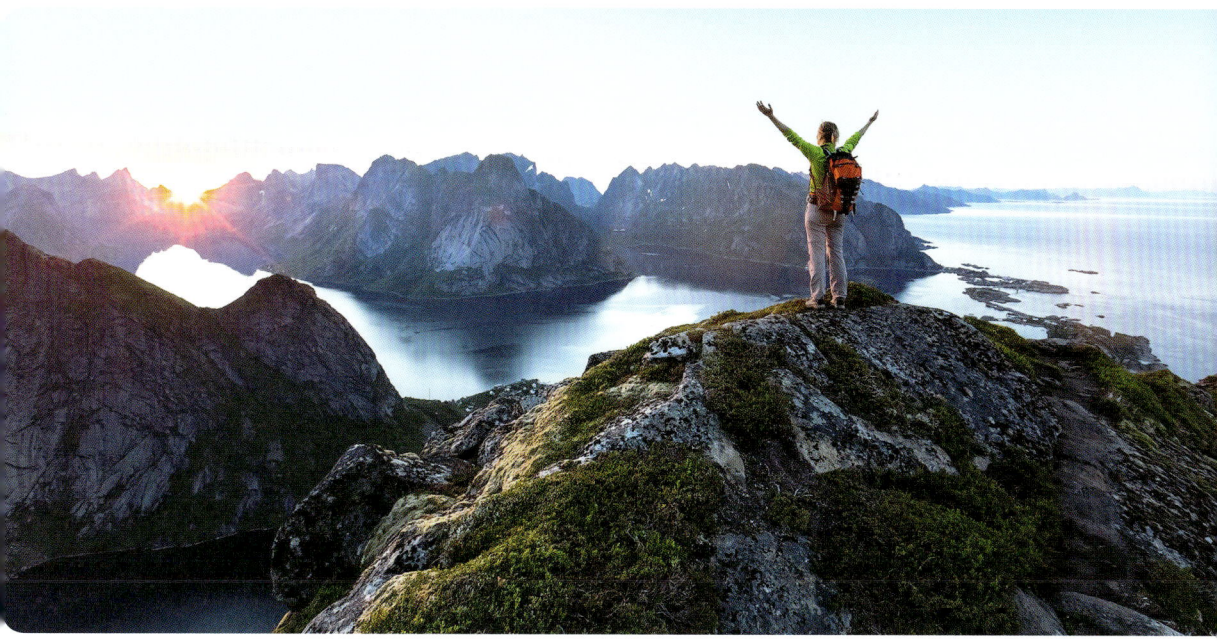

Laut Brämer ist die Umwelt, unser selbst geschaffenes »Technotop«, der Grund für die Wiederentdeckung unseres ursprünglichen »Biotops«. Die Natur ist für ihn mehr als nur schöner Anblick, »das Durchstreifen von Naturszenen, welcher Art auch immer, erfrischt Geist und Seele, entlastet von Stress und Missstimmung und hilft sogar hyperaktiven Kindern aufs Gleis«.

Keine Angst vor der Wildnis

»Durchstreifen von Naturszenen« kann vieles heißen: den nächsten Wald für einen Spaziergang ansteuern, sich querfeldein durch Flussauen kämpfen, am Strand über Stunden barfuß seine Grenzen testen oder auch nur einen Bummel durch den Stadtpark machen. Ganz sicher fühlen wir uns danach wohl, entspannt und ja, wir haben unseren Ausflug in die Natur vertragen. Auch richtige Wildnis ist wieder gefragt bei den modernen Trekking-Fans, ob Wüste, Grönlandeis oder Outback in Australien. Zur Verträglichkeit dieser wilderen Art von Natur sagt Dr. Rainer Brämer: »Wir sollten uns da nicht unterschätzen: Sobald wir uns wieder in unserem evolutionär angestammten Natur-Biotop bewegen, werden die dort erworbenen und offenbar vererbten Naturinstinkte der Vorfahren Stück für Stück wieder lebendig.« Grönland oder die Wüste Gobi sind für uns zwar evolutionär schon länger her, aber es ist trotzdem gut zu wissen: Wir vertragen richtig viel Natur und das natürlich am besten zu Fuß.

»Always on the run« – während wir das Gehen in der Natur suchen, hat sich das urbane Geh-Tempo in den letzten Jahren um 10 Prozent weltweit erhöht.

Geh- und Wandertraining

Auch Gehen muss trainiert werden. Laut der Deutschen Gefäßliga wird für viele Menschen selbst kurzes Gehen zum Problem. Die sogenannte Schaufenster-krankheit sorgt dafür, dass Beine bereits in Ruhe schmerzen. Ein langsam auf-bauender Trainingsplan fördert die Durchblutung. Vom Geher zum Wanderer sind es zwar dann noch viele Schritte, aber jeder einzelne lohnt sich.

Erst gehen, dann wandern

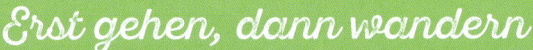

Wer Gelenk-entlastung sucht, nimmt Stöcke. Wan-derpuristen lehnen sie aber ab, weil gerade die körpereigenen Ausgleichs-bewegungen guttun.

- Wie beim Gehtraining empfiehlt sich für das systematische Wandertrai-ning, ein Protokoll anzulegen.
- Lieber öfter kurz wandern als einmal lang, denn so tritt ein unange-strengter Übungseffekt ein. Der Körper gewöhnt sich ans Wandern.
- Verschiedene Gehtempi trainieren, auch einmal die Woche 10 bis 20 Minuten gemütlich joggen oder walken, denn Laufen trainiert die aero-be Ausdauer, beansprucht 70 Prozent aller Muskeln und verbessert das Lungenvolumen.
- Mit dem Rucksack trainieren, denn Hals- und Rückenmuskulatur sind beim Wandern mit Rucksack extrem beansprucht. Schwimmen ist gera-de dafür eine gute Vorübung.
- Nicht gleich mit Wanderungen in hohe Höhen beginnen. Wandern im Flachen und leicht hügeligem Gelände trainiert für spätere alpine Wege. Ein gut trainierter Mensch schafft 200 bis 300 Höhenmeter die Stunde. Viele Wandereleven wollen zu schnell »nach oben«. Bergauf-steigen ist zwar eine effiziente Trainingsmethode, die erweiterte Lun-genkapazität schafft und den Muskelaufbau beschleunigt, allerdings ist die Ermüdungsgefahr groß. Seitenstechen, Atemlosigkeit, müde Muskeln und Krämpfe dämpfen jeden Enthusiasmus. Deshalb langsam bergauf und nie zu viel Höhe auf einmal gehen.
- Ausdauer steigern durch andere Sportarten: Schwimmen und Radfah-ren sind die idealen Begleitbewegungen. Gelenkschonend und kondi-tionssteigernd bereiten beide Sportarten, regelmäßig eingesetzt, den Körper für die Ausdauerbelastung beim Wandern vor.

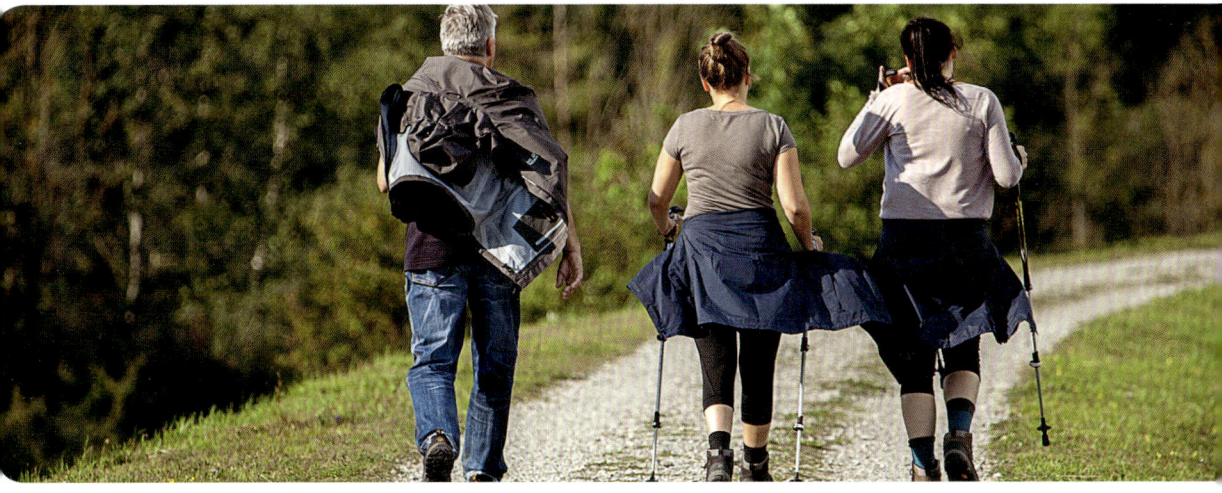

Gesunde Ernährung

- **Für den Muskelaufbau empfehlen sich Proteine:** Gute pflanzliche Proteinquellen sind Sojaprodukte, Hülsenfrüchte, Nüsse und Samen kombiniert mit Gemüse oder Obst, Kohlenhydraten wie Vollkornbrot, Nudeln und Kartoffeln und hochwertigen Pflanzenölen, Gewürzen und frischen Kräutern. Das alles ist auch gut als Brotzeit auf Wanderungen mitzunehmen. Erfahrene Long-Distance-Walker führen Unmengen an Nüssen und Müsliriegeln sowie Schokolade mit sich.
- **Auf Alkohol verzichten:** Zu einer guten Wandervorbereitung kann eine leichte Alltagskorrektur nützlich sein. 4 bis 6 Wochen vor einer großen Wanderung sollten Sie auf Alkohol verzichten, um eine innere Reinigung zu erzielen. Frisch im Kopf und im Körper startet es sich einfach besser.
- **Gewicht reduzieren:** Je weniger Eigengewicht man schleppen muss, umso weniger sind die Gelenke belastet. Das heißt nicht, dass man hungern sollte vor einer Wanderung, das wäre kontraproduktiv. Aber meist bringen sehr gezielte und ausgewogene Ernährung und Verzicht auf Genussmittel in Kombination mit sich regelmäßig steigernder Bewegung schon die gewünschte Gewichtsreduktion.

Mentales Gehen

- Man kann sich im wahrsten Sinne des Wortes warm lesen. Bereits seit der Antike gibt es Naturbeschreibungen, die beim Wandern entstanden sind. Wanderliteratur zum Beispiel von Seume und Rousseau gehören zum klassischen Wanderkanon. Seit Henry Thoreaus »Walden« sind Naturerzählung und Memoire miteinander verknüpft.
- Jüngste Veröffentlichungen wie »Gehen« des Norwegers Tomas Espedal oder »Das neue Wandern« von Manuel Andrack und »Vom Wandern« von Ulrich Grober bringen Gehen mit Geisteswissenschaft, Literaturgeschichte und Kulturgeschichte zusammen. Sie bestechen durch literarische Feinheit und Weckung der Wanderlust (s. Literaturempfehlungen auf S. 110).

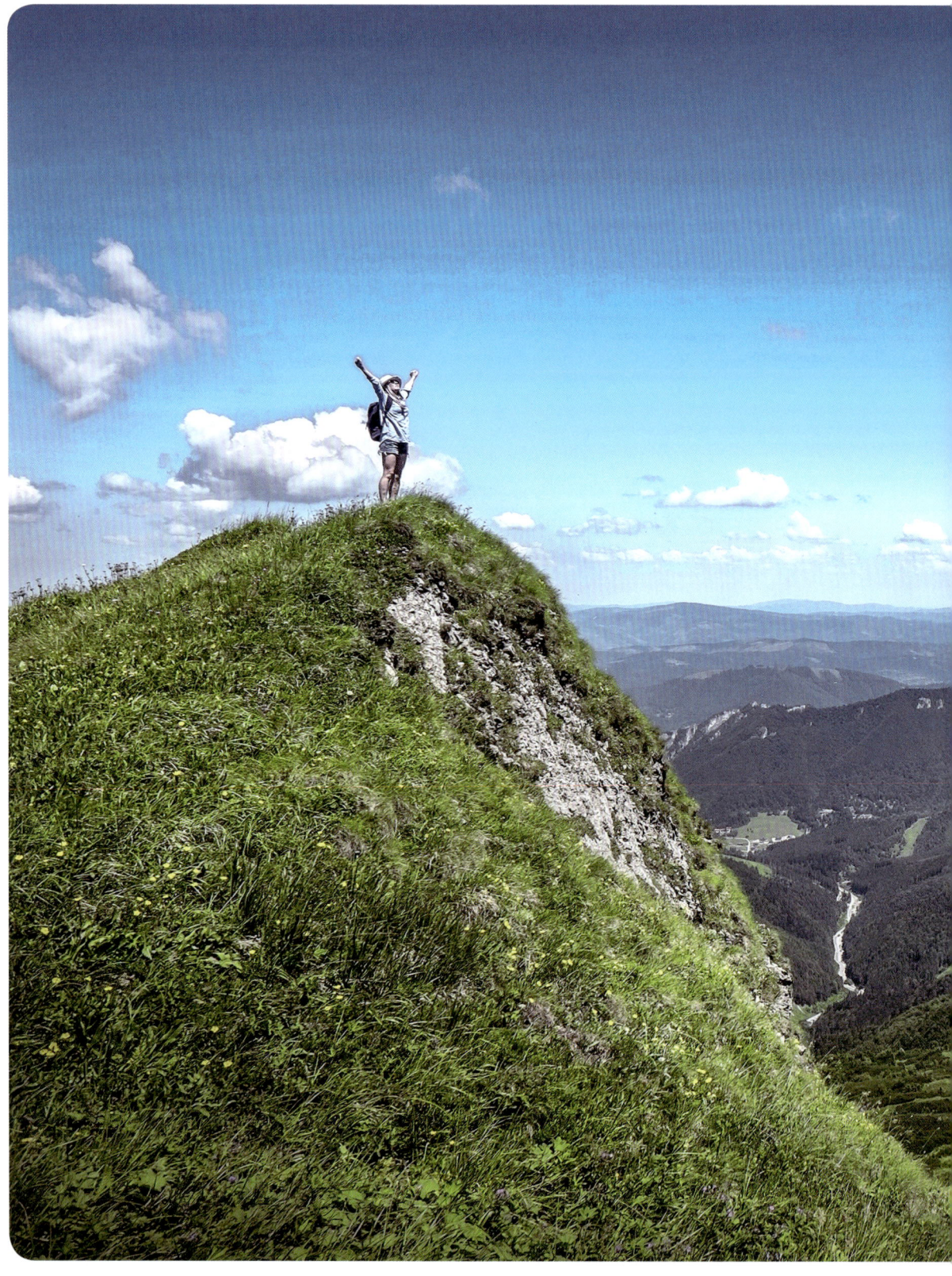

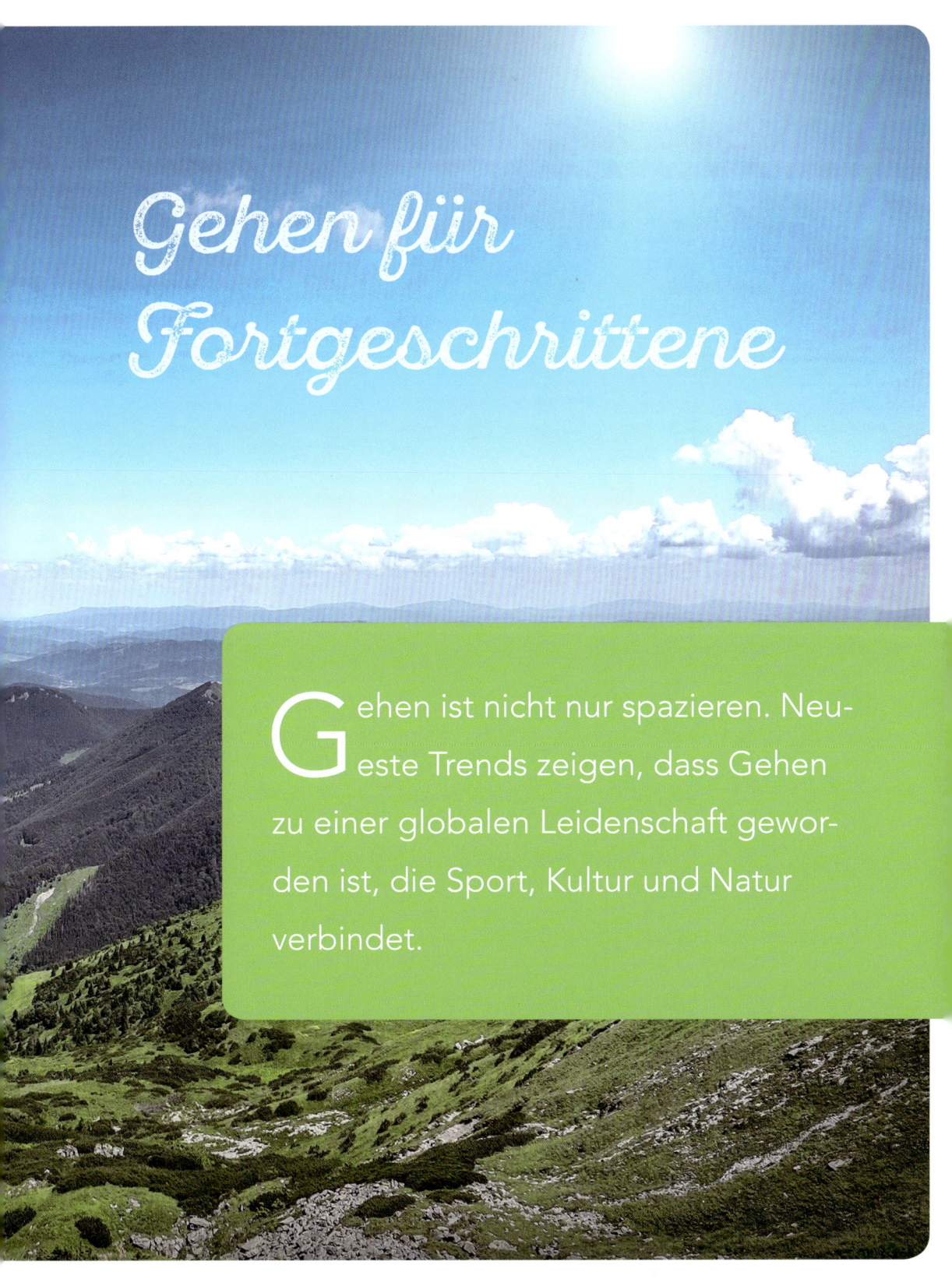

Gehen für Fortgeschrittene

Gehen ist nicht nur spazieren. Neueste Trends zeigen, dass Gehen zu einer globalen Leidenschaft geworden ist, die Sport, Kultur und Natur verbindet.

Die Vitamine des Waldes

Was ist dran am Trend der Waldmedizin? Ist das nur ein neu verpacktes altes Wissen oder haben die Wissenschaftler tatsächlich nachgewiesen, was an »frischer Luft« wirklich gesund ist? Seit in Japan zum Thema *Forest Medicine*, Waldmedizin, seit rund 20 Jahren geforscht wird, sind erstaunliche Ergebnisse bekannt geworden.

Die Killerzellen und der Wald

Wir haben gelernt, dass Bäume Terpene freisetzen (s. S. 40), Botenstoffe, die nicht nur der Kommunikation unter den Bäumen dienen, sondern von uns Menschen regelrecht gut aufgenommen werden. Wir atmen sie, wir nehmen sie über die Haut auf, ja, mit geöffnetem Mund schmecken wir sie sogar. Professor Quing Li von der medizinischen Fakultät der Uni versität Tokio konnte in einem Langzeitversuch in der waldreichen Region Nagano nachweisen, dass ein Tag im Wald unsere Killerzellen derart auf Trab bringt, dass sie um 40 Prozent gesteigert werden. Der Effekt ist mit jedem Tag potenzierbar. Killerzellen sind Proteine, die unser Körper bildet, um entartete Zellen zu bekämpfen. Waldluft wirkt also bei der Krebsprävention.

Wald fürs Herz

Ausdauerndes Gehen im Wald beruhigt. Die Blätter sorgen für ein ausgeglichenes Klima, durch die stete Luftfeuchtigkeit atmen wir ruhig. Jeder wird schon einmal einen tiefen »Schluck« Waldluft genommen haben mit den Worten: »Ah, tut das gut!« Asthmatiker haben deutlich weniger Probleme bei einer Wanderung durch den Wald als in der Stadt. Warum aber beruhigt uns ein Waldspaziergang? Auch hier haben sechs japanische Forscher eine belegbare Antwort gefunden. Sie haben Speichelproben von Probanden genommen und festgestellt, dass der Cortisolgehalt nach einem Waldspaziergang signifikant gesunken ist und auch im Cortisolprofil des Tages niedrig bleibt. Cortisol ist ein Stresshormon, das bei Gefahren, z. B. Flucht und Krankheit, Energien freisetzt, aber eben auf

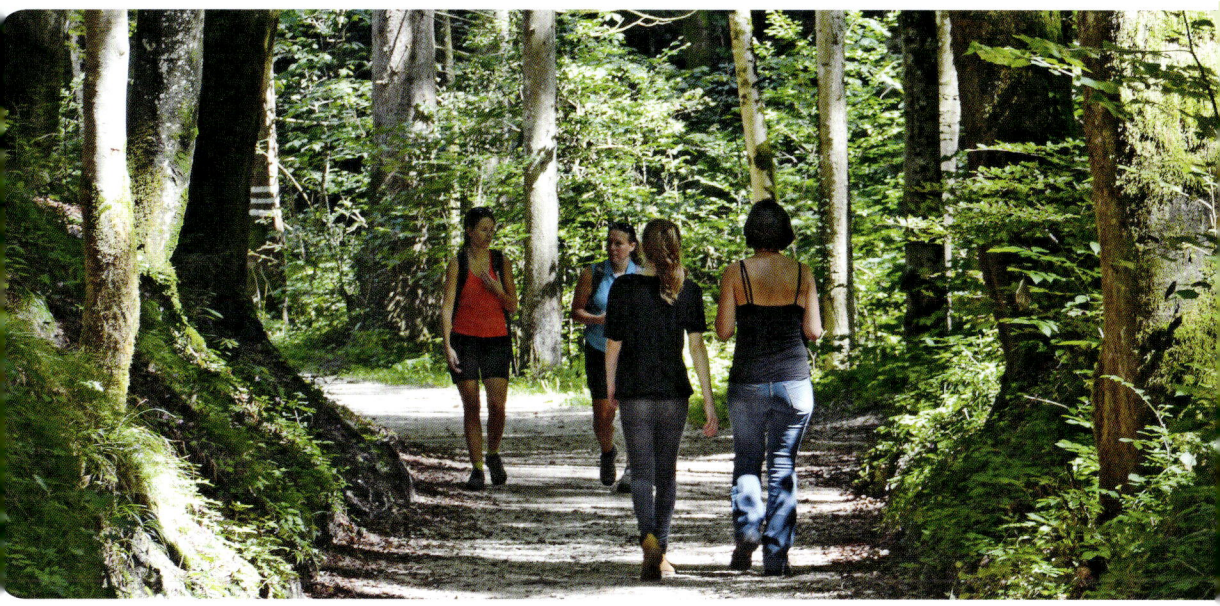

Dauer den Organismus »stresst«. Stress im Sinne von kurzzeitig alle Energien hochfahren, um »Leistung« zu erbringen, ist sicher nicht verkehrt und lebensnotwendig. Ein konstant hohes Stresslevel aber ist schädlich. Es kann durch eine Waldwanderung unterbrochen werden.

Der Wald als Schmerzmittel

Ebenfalls aus Japan kommt eine Studie, die belegt, dass allein der Aufenthalt im Wald bei Diabetespatienten den Blutzuckerspiegel sinken lässt. Yoshinori Ohtsuka von der Universität Hokkaido legte in seiner Veröffentlichung 2013 dar, dass der Wald noch nicht einmal in Form eines Spaziergangs seine Wirkung tut, auch der »reine Ausblick« hilft. Dabei bestätigt er die These Roger Ulrichs, der bereits 1972 nachwies, dass Krankheiten schneller heilen, wenn die Patienten Ausblick auf einen Baum haben. Er hatte dazu zwei Gruppen frisch operierter Personen untersucht. Eine Gruppe genoss postoperativ den Anblick auf einen Baum, die andere hatte eine graue Mauer vor sich. Der Heilunterschied war eklatant. Bewegung in der Natur ist zudem schmerzlindernd. Patienten brauchen nach Ausflügen in die Natur weniger Schmerzmittel. Weitere Heilerfolge bringt Licht. Licht setzt Serotonin frei, eine Art Glückshormon. Eine Kombination von Bewegungstherapie, Licht und Naturerfahrung, z. B. Barfußgehen, wird in der Behandlung von Burn-out- und Depressionspatienten eingesetzt. Der Wald stimuliert unser Immunsystem. Gehen im Wald ist Prävention und Reha in einem.

Ende des 19. Jahrhunderts liefen die Menschen bis zu 15 Kilometer täglich. Heute sind es rund 1,1 Kilometer, wenn es hoch kommt. Trotzdem ist der Rumpfsatz »Läuft bei dir« nicht nur unter Jugendlichen beliebt. Hält die Sprache nicht Schritt oder wollen wir vielleicht alle ein wenig Slowmove?

Große Geher der Geschichte

Unsere Lieblingsbeschäftigung müssen wir skeptischen Mitmenschen oft umständlich und wortreich erklären. Ein gutes Gefühl haben wir erst, wenn wir uns dabei auf Traditionen und große Namen berufen können. Für die Rechtfertigung des Zufußgehens gibt es zum Glück gutes historisches Material.

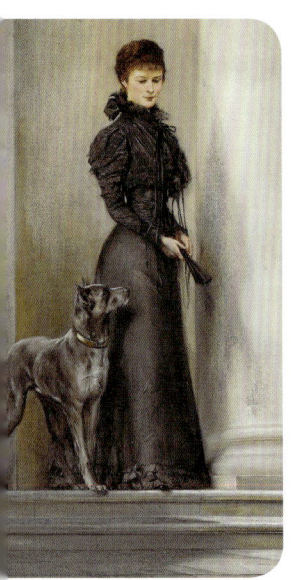

Vorbilder oder Irre?

Als »berühmte Fußreisende« waren sie im 19. Jahrhundert in den bürgerlichen Journalen beliebte Objekte der Neugierde. Sie wurden von den Lesern zu jenen rastlosen Entdeckern gezählt, die man allgemein »Weltreisende« nannte, die aber nicht zu Fuß, sondern überwiegend mit Pferd, Wagen, Kanu, Dampfer oder Eisenbahn unterwegs waren. Wie die Wittelsbacher-Prinzessin Therese von Bayern, zu deren Ausrüstung auf ihren botanischen und ethnologischen Exkursionen durch die Dschungel und Gebirge Südamerikas auch mehrere Paar feste Stiefel gehörten. Ob sie diese für längere Fußmärsche nutzte, ist nicht eindeutig überliefert. Fest steht, dass ihr 1897 als erster Frau die Ehrendoktorwürde der Philosophischen Fakultät der Universität München verliehen wurde.

Auch die Kaiserin Elisabeth kultivierte das Gehen als eine Art Seelendetox, um der Enge des österreichischen Hofs zu entfliehen.

Was trieb sie an?

Ehrgeiz war auch bei anderen berühmten Fußreisenden bekannt, manchmal mit skurrilen Vorzeichen. Der norwegische Schnellläufer Mensen Ernst (1795–1843), der in 14 Tagen von Paris nach Moskau und in 59 Tagen von Konstantinopel nach Kalkutta und zurück lief, ist so ein Beispiel. Ernst wurde von Herrschern als Kurier engagiert und afrikanische Märchen erzählten lange vom »Mann mit den Flügeln am Fuß«. Angeblich auf der Suche nach den Quellen des weißen Nils, ist er südlich von Assuan verschollen. Berichtet wurde auch von Friedrich Wilhelm Karl Ludwig Baron von Grothaus (1747–1801), der große Reisen zu

Gehen für sich und für Europa

Johann Gottfried Seume (1763–1810) hat unfreiwillig marschieren müssen, darum hat er später das freie Gehen umso mehr geschätzt.

Als Theologie-Stipendiat an der Universität Leipzig brannte er nach Paris durch, wurde dabei von hessischen Werbern für englische Söldnertruppen gepresst und nach Amerika verschifft.

Der Freigeist desertierte und machte sich 1801 auf, um zu Fuß von Leipzig nach Syrakus zu gehen. In seinem berühmten »Spaziergang nach Syrakus« schrieb er: »Wer geht, sieht mehr, als wer fährt. Ich bin der Meinung, dass alles besser gehen würde, wenn man mehr ginge. Man kann fast überall bloß deswegen nicht recht auf die Beine kommen und auf den Beinen bleiben, weil man zu viel fährt. Wer zu viel im Wagen sitzt, mit dem kann es nicht ordentlich gehen. Wo alles zu viel fährt, geht alles sehr schlecht.«

Fuß quer durch Europa antrat, um »sein Blut zu verdünnen«, weil er sich vor einer in seiner Familie verbreiteten Gemütskrankheit fürchtete. Viel entspannter und heute noch vergnüglich nachlesbar war dagegen die Fußreise des englischen Schriftstellers Robert Louis Stevenson durch die südfranzösischen Cevennen. Für sein Gepäck war die Eselin Modestine zuständig. Seine Erlebnisse mit dem charaktervollen Vierbeiner schildert er in seinem Reisebericht von 1879 »Travels with a Donkey in the Cévennes«. Zwölf Tage brauchten die beiden für die 220 Kilometer, die heute als spezieller Fernwanderweg angeboten werden. Lastesel stehen zur Verfügung.

Aus der Vergangenheit in unser gegenwärtiges Alltagsbewusstsein haben es drei besondere Wanderer geschafft: Johnnie Walker, in seinen verschiedenen Labels, dann der Ötzi, der vor über 5000 Jahren mit professionellem Wandergepäck die Ötztaler Alpen durchquert hat, und der »berühmte Wanderer mit fünf Buchstaben« aus dem Kreuzworträtsel: Johann Gottfried Seume. Seinen »Spaziergang nach Syrakus« gibt es im Ganzen nicht als Fernwanderweg, aber Seume als Person hat das Zeug zu einem echten Wanderer-Vorbild.

Gehen als Botschaft und Selbstfindung

Ist Gehen ein Basisbaustein unserer menschlichen Kommunikation? Gehört Gehen zu unserem Grundvokabular? Bei Konflikten heißt es, dass wir aufeinander zugehen sollten. Niemand spricht vom Aufeinanderzufahren – denn wie leicht könnte man da überrollt werden!

Unser Gang ist Körpersprache

Sinnvolle Kontakte suchen und brauchen wir unser ganzes Leben. Kommunikation mit Menschen, mit der alltäglichen Umgebung und hin und wieder auch mit uns selbst spielt ebenfalls eine große Rolle. Wie passt da das Gehen mit hinein? Psychologen weisen an dem Punkt auf die Körpersprache hin, doch die kann bekanntlich ihre Wirkung auch im Sitzen entfalten. Dennoch stimmt es wohl, dass wir am Gang eines Gegenüber jede Menge nonverbale Botschaften ablesen können – Aggression, Gleichgültigkeit, Verführung und noch so einiges mehr.

Wandertag und Canossagang

Nicht lange, nachdem wir als Kinder das freie Gehen gelernt haben, werden wir von der Erwachsenenwelt mit bestimmten Absichten in Gang gesetzt. Nach meiner Erinnerung war das der erste Wandertag in der Grundschule, und auch wenn das nicht meine Entscheidung war – was mir damals völlig egal war –, fühlte ich mich frei und wichtig und mit mir über fünfzig Gleichaltrige. Die Botschaft der Schule nach draußen war: Bei uns gehen die Kinder gerne und frei und zu Fuß durch die Natur – und das war gut so. Heute sind zwar die Klassen kleiner, doch ob die Schüler noch richtig zu Fuß gehen dürfen, ist zu einer Haftungsfrage geworden.

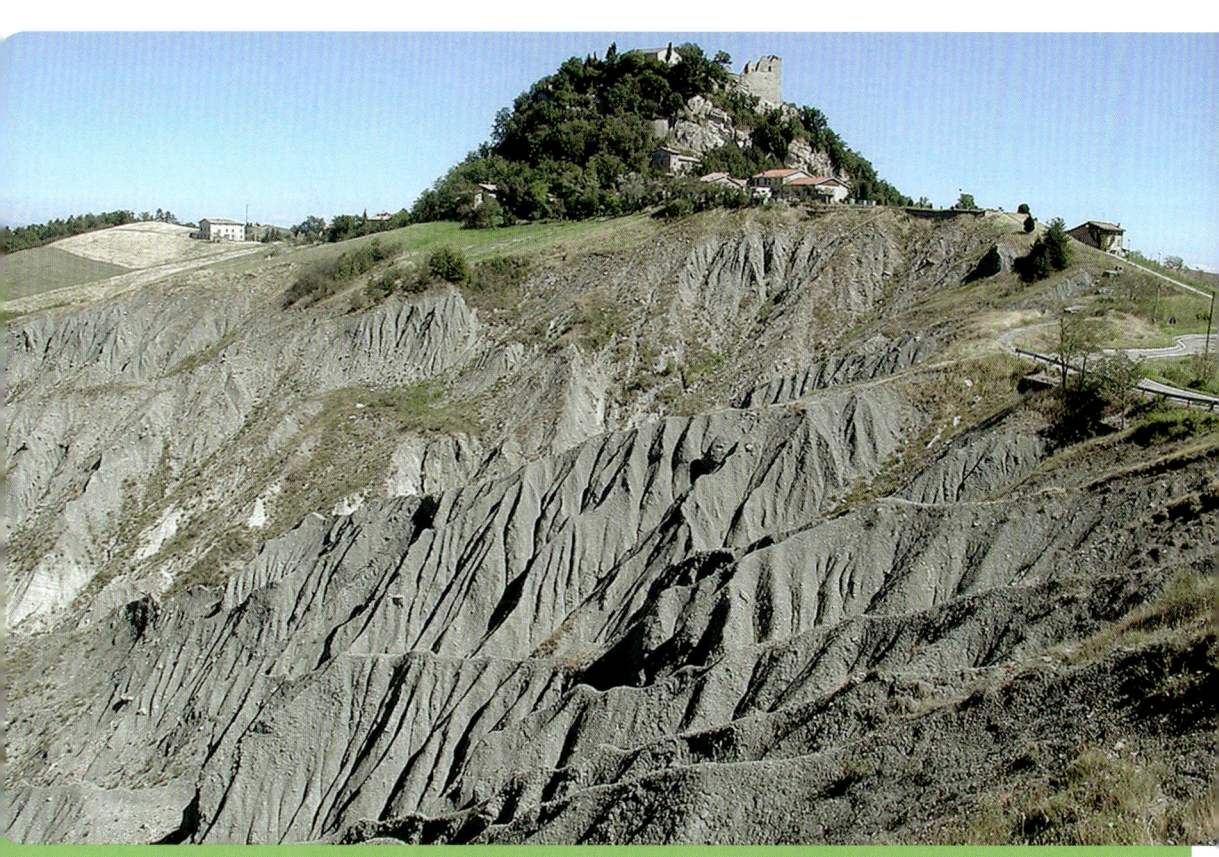

In weit zurückliegenden Zeiten gab es »Wanderungen« von demonstrativer Kraft und historischer Wirkung, wie zum Beispiel der Gang nach Canossa, den im Jahr 1076 bis 1077 König Heinrich IV. über die Alpen zum Papst Gregor VII. machte, um vom Kirchenbann gelöst zu werden. »Sie krochen bald auf Händen und Füßen vorwärts«, schrieb ein Chronist, »manchmal auch, wenn ihr Fuß auf dem glatten Boden ausglitt, fielen sie hin.« Das waren nicht die Gefahren, die im März 1930 Mahatma Gandhis legendären Salzmarsch bedrohten, der über 388 Kilometer als gewaltlose Demonstration vieler Tausender zu Fuß das Ende der englischen Kolonialherrschaft in Indien einläutete.

Wandern gegen Rassismus, Schweigemärsche gegen Terror oder ein Protestmarsch gegen Tyrannei – nur als Gang zu Fuß scheinen wir uns dabei eine Wirkung zu versprechen. Mittlerweile eine Selbstverständlichkeit, die wir nicht mehr hinterfragen. Ist unser aufrechter Gang für sich genommen schon eine Demonstration unserer kulturellen und sozialen Fähigkeiten? Falls ja, sollten wir ihn öfter einsetzen.

Canossa ist auch rein optisch kein einfacher Ort. Er muss erlaufen werden. Doch manchmal sind es genau diese beschwerlichen Wege, die uns die Power für einen Neuanfang geben.

Vom Couchpotatoe zum Gehjunkie

Als der ORF-Journalist Dr. Rudolf Nagiller eines Tages über seinen unsportlichen Lebensstil nachdachte, kam er auf eine kluge Erkenntnis: Er brauchte keinen Sport, er brauchte Bewegung, und zwar regelmäßig und ausreichend.

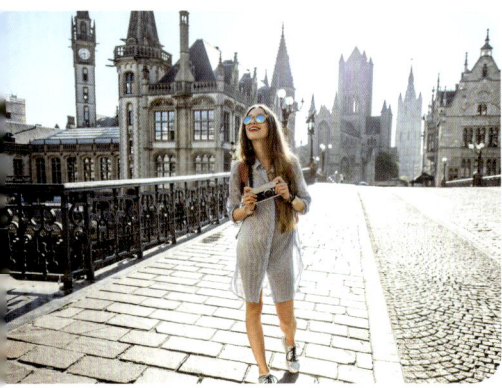

Schritt für Schritt mehr Schritte

Nagiller wäre nicht Journalist, wenn er nicht nach der Erkenntnis erst einmal recherchiert hätte. Dabei stieß er auf eine Initiative der belgischen Stadt Gent. Dort setzt man seit Jahren auf das Prinzip (Volks-)Bewegung und animiert die Bevölkerung, beim *10 000 Stappen-Programm* mitzumachen. Was nach »stapfen« klingt, meint auf Flämisch »gehen«. Wer mitmachen möchte, registriert sich, legt sich ein funktionierendes Pedometer zu und »los geht's« im wahrsten Sinne des Wortes. Die täglich angestrebten 10 000 Schritte können mannigfalt erreicht werden: indem man zu Fuß zur Arbeit läuft oder eine Teilstrecke davon, Treppen geht, nicht »fährt«, im Büro öfter aufsteht und Extraspazierrunden einlegt, wenn man nach einer Weile feststellt, dass die Tagesschrittmenge 10 000 nicht erreicht wird. Die Siemens-Krankenkasse SBK bietet ein ähnliches Programm an, bei dem ein Log-in auf dem Blog und ein virtuelles Tagebuch helfen. Ganz nebenbei ist Gehen die ökonomischste Fortbewegungsart und verbessert die Atmung und somit den Sauerstoffgehalt im Blut signifikant, auch beim Gehen in der Stadt.

10 000 Schritte bringen:

- höheren Kalorienverbrauch, bis zu 2 000 bis 3 000 Kalorien pro Woche
- besseren Stressabbau durch verbesserte Atmung
- Stärkung des Immunsystems
- Vorbeugung gegen Bluthochdruck
- Verbesserung des körperlichen und seelischen Wohlbefindens
- besseren Fettstoffwechsel
- bessere Verdauung
- mentale Stärke

Wie erreicht man 10 000 Schritte?

Zunächst sollte man herausfinden, welchen Tagesumsatz man »ganz normal« so schafft. Ein Pedometer ist die erste Anschaffung, wenn man kein Fitnessarmband oder Smartphone besitzt. Es muss kein hochgerüsteter Fittracker sein.

Schon nach einigen Tagen werden die meisten Neu-Geher über ihren meist geringen Schrittverbrauch staunen. Durchschnittlich 5000 Schritte tun wir am Tag, da ist noch Luft nach oben, ohne dass es sich wie Sport oder Anstrengung anfühlt. Denn darin liegt ein großer Reiz des regelmäßigen Gehens: Es ist eine Tätigkeit, bei der man nicht verschwitzt im Büro, Theater oder bei der Behörde ankommt. Gehen kann man sogar bei kleineren Infekten oder in der Rekonvaleszenz, bei jedem Wetter und jeder Tageszeit. Der englische Schriftsteller Charles Dickens (1812–1870), der zeit seines Lebens von Schlaflosigkeit geplagt war, ging nachts bis zu 15 Meilen und ersann dabei seine Romane. Nietzsche formulierte den Satz: »Meine Gedanken schlafen ein, wenn ich sitze.« Genau das sind auch die schönen Nebeneffekte des regelmäßigen Dauergehens. Der Kopf läuft geschmeidig mit, nimmt manchmal sogar andere Wege und wächst dabei über sich hinaus.

Kleines wirksames Werkzeug

Welch motivierenden Anteil dabei das Pedometer hat, ist eigentlich Teil der Verhaltensforschung. Jeder Schritt, der uns näher an die 10000er-Marke führt, ist Belohnung. Der Ehrgeiz wird geweckt und Verhaltensmuster ändern sich. Was man bislang mit dem Auto gemacht hat, zum Beispiel wöchentliche Großeinkäufe, wird nun in den Alltag integriert. Kleinere Einkäufe jeden Tag zu Fuß absolviert, machen sich am Pedometer. Den Hausputz selbst zu erledigen verbessert Muskulatur, Schrittbilanz und Geldbeutel.

Aktivitätszähler sind in zeitgenössischen Smartphones meist integriert. Doch will man immer eines mit sich herumtragen? Das Pedometer zählt nur Schritte. Es zeigt keine Nachrichten an, klingelt nicht und macht keine Bilder. Denn darum geht es auch. Das Gehen zu einem ungestörten Erlebnis gestalten, bei dem es nur zwei unglaublich leistungsstarke Energiequellen gibt: das Herz und das Hirn, die sich beide beim Gehen aufs prächtigste ergänzen. Und ganz spielerisch werden es Tag für Tag mehr Schritte.

Übrigens wurde das erste Pedometer 1780 vom Schweizer Uhrmacher Abraham Louis Perrelet erfunden. Die großen Naturforscher dieser Zeit liefen damit durch die Botanik, denn es half ihnen bei der Standortbestimmung.

Gehen gegen Burn-out

Gehen als Therapie gegen ein Übel unserer Zeit? Klingt fast zu einfach – ist es aber offenbar. Ob Wandern, Walken, Bergtour oder Bummel im Grünen – es hilft! Natürlich nicht als alleiniges Mittel, sondern eher als natürlich optimierende Unterlage aller sonstigen Therapien.

Vom Luftschnappen bis Ökotherapie

Burn-out und Depression sind Krankheiten unserer durchtechnisierten Zeit, unter denen heute viele Betroffene leiden. Beide wurden lange von der Umgebung nicht richtig ernst genommen, und da sie oft in Kombination auftreten, beschäftigte sich die Fachwelt lieber mit Definitionsfragen als mit wirkungsvollen Gegenmitteln. Medizin, Psychotherapie und die alternativen Therapeuten haben inzwischen das Thema für sich entdeckt; sie sind sich darüber einig, dass die Anforderungen der modernen Arbeitswelt und alles, was sich daraus an Stress entwickeln kann, gehören zu den Hauptursachen für Burn-out und Depression ist.

Geh halt mal raus!

Der Job und die Karriere verlangen heute zwar Flexibilität und Beweglichkeit, doch Ziele und Richtung werden immer häufiger von außen vorgegeben. Schnell kann sich dann das Gefühl einstellen, den Anforderungen nicht mehr zu genügen, seine Ziele nicht erreichen zu können, ganz einfach überfordert zu sein. Wer die Ursachen dann nur bei sich selbst sucht, blockiert schnell seine innere und äußere Beweglichkeit. Schwer erkrankte Burn-out-Patienten verkriechen sich gerne und meiden den Kontakt mit der Außenwelt. In ehemals entspannteren Zeiten hieß dann der Rat: »Geh halt mal nach draußen, schnapp mal frische Luft, beweg dich!« Mag sein, dass sich das altbacken und von gestern anhört, doch die Ergebnisse vieler ernst zu nehmender Studien gehen genau in diese Richtung!

Besser ohne Schrittzähler

Der Spaziergangsforscher Bertram Weisshaar hält in
dem Zusammenhang weder die Art des Weges noch
die Umgebung für besonders wichtig, wenn er sagt:
»Das Erlösende liegt zunächst doch darin, dass ich wirklich losgehe, aufbreche, mich bewege und mich von
meinen drückenden Verpflichtungen löse, die auf meinen
Schultern lasten. Wichtiger als eine ideale Wanderstre-
cke ist dabei, dass ich mich zumindest vorübergehend von
den Dingen löse, die mich im Alltag fesseln und einengen!«
Sportmediziner setzen auf die ausgleichende Wirkung von körperlicher Anstrengung und auf die heilende Wirkung eines gleichmäßigen Rhythmus, wie er sich als wiederkehrende Bewegung beim Gehen
zusammen mit einer gleichmäßigen Atmung einstellt. Sie betonen aber
auch, dass sich sportlicher Leistungsdruck bei Burn-out-Patienten kontraproduktiv auswirkt, Schrittzähler und andere Kontrollgeräte sollten
deshalb besser zu Hause bleiben.
Eine Studie der Salzburger Universitätsklinik aus den 90er-Jahren berichtet von signifikanten Erfolgen, die speziell das Bergwandern bei
Suizidgefährdeten bewirkt hat. Schon nach der ersten Wanderung
verbesserte sich bei den Teilnehmern die Stimmung, negative Gedanken und Stress- und Angstsymptome wurden abgebaut. Am Ende des
Wanderprogramms war vom Selbstwert bis zur Schlafqualität und der
körperlichen Fitness nichts mehr wie zuvor.

Shopping-Bummel? Eher nicht!

Viel häufiger sollten Ärzte bei Depressionen neben Psychopharmaka
die sogenannte ›Ökotherapie‹ verschreiben, fordert der britische Wohl-
fahrtsverband »Mind«. Dabei handelt es sich um eine klinisch wirkungs-
volle Methode, die Wissenschaftler der Universität Essex entdeckt haben. »Ökotherapie: die grüne Agenda für psychische Gesundheit« heißt
die Studie aus dem Jahr 2007. Sie belegt, dass ein Spaziergang im Grünen deutlich gegen Depressionen wirkt und das Selbstwertgefühl verbessert. Wesentlich schlechtere Resultate zeigte eine Vergleichsgruppe,
die einen Spaziergang durch ein Einkaufszentrum machte. Hauptsache
gehen, egal wo, stimmt also doch nicht so ganz, aber eine Shopping
Mall wird Spaziergangsforscher Bertram Weisshaar sicher nicht gemeint
haben.

*»Gehen eröff-
net auch im
21. Jahrhundert
unmittelba-
re Einblicke
in unsere
Lebenswelt.
Fernab der
Informationsflut
... ermöglicht
Wandern oder
Pilgern direkte
und sinnliche
Erfahrungen
...«, so der Spa-
ziergangsfor-
scher Bertram
Weisshaar auf
seiner Website
atelier-latent.de.*

Gehen als Flow

Zweckfreies Gehen scheint fast ein Anachronismus. Wenn wir uns bewegen, machen wir Sport, wenn wir gehen, gehen wir wohin. Wir ergehen uns nicht mehr wie in den Zeiten der Kurbäder, wir gehen nicht mehr in uns wie die Bewohner mittelalterlicher Klöster und wir schlendern auch nicht mehr wie einst die Pariser nach dem Umbau ihrer Stadt Ende des 18. Jahrhunderts, der Zeit, als der Flaneur zur Kultfigur wurde.

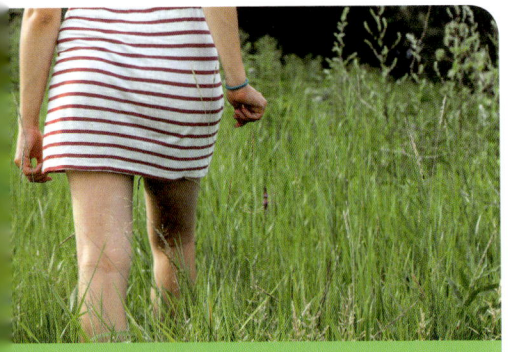

Der schnelle Geh-Flow

- Gehen Sie regelmäßig bekannte Wege. Wege, die Sie mögen, die Ihnen guttun.
- Bekannte Wege lenken nicht ab, man kann den Kopf seine eigenen Wege gehen lassen.
- Gehen Sie mindestens einmal die Woche über eine Stunde am Stück. Wenn ein Gehrhythmus gefunden ist, stellt sich schnell ein Flow-Gefühl ein.
- Gehen Sie ohne Zeitdruck, lassen Sie sich treiben.

Mit der Zeit »gehen«

Aus sich herausgehen, in sich gehen, vergehen, einen schweren Gang gehen, etwas angehen, zu Werke gehen – die deutsche Sprache ist reich an Wendungen mit dem Stamm »gehen«. Aber selbst da wandelt sich unser Gebrauch. Das jugendsprachliche »Läuft bei dir« hat ein anderes Tempo als das gemütliche »Wie geht's?«.

Doch die Verbindung zwischen einer Vielzahl der Bedeutungen des Wortes »gehen« und der eigentlichen Bewegung kommt nicht von ungefähr. Sokrates (469–399 v. Chr.) ging oft in Begleitung, um zu diskutieren. Aristoteles gründete außerhalb von Athen eine eigene philosophische Stätte mit einem Peripatos, einer Wandelhalle. Anhänger der aristotelischen Lehre werden auch Peripatetiker genannt. Die philosophischen Erkenntnisse der antiken Geher sind bis heute aktuell. Rousseau, der den »edlen Wilden« erfand und zeit seines Lebens das Gehen in der Natur als Motor zum Denken empfand, nannte diese intellektuelle Fortbewegung »manie ambulante« (Leidenschaft des Gehens). Balzac und Baudelaire haben dem Flaneur des 19. Jahrhunderts literarische Denkmäler gesetzt. Die englischen Romantiker waren allesamt große Geher, der Dichter William Wordsworth

Flow-Theorie

Als der Glücksforscher Mihály Csíkszentmihályi (geb. 1934) 1975 das Flow-Erlebnis beschrieb, war er zwar nicht der Entdecker des Phänomens, es gelang ihm aber, den Begriff Flow populär zu machen. Und jenen Zustand zwischen Unter- und Überforderung zu beschreiben, der jeden intensiv Tätigen in einen Glückszustand versetzt.

Der deutsche Psychologe Siegbert A. Warwitz (Jahrgang 1937) hat sich relativ zeitgleich empirisch mit dem Phänomen des Flow-Erlebens auseinandergesetzt. Dabei kam er zu dem Ergebnis: Das »Urbild des Menschen im Flow ist das spielende Kind, das sich im glückseligen Zustand des Bei-sich-Seins befindet«, wenn also Raum, Zeit und Handlung miteinander verschmelzen. Begleitet wird diese »Art Entrücktheit« von physischen Variablen wie der Herzfrequenz, der Herzfrequenzvariabilität oder der Hautleitfähigkeit. Der Flow beim Gehen kann relativ leicht erlangt werden, für all jene, die regelmäßig viel gehen. Denn schon nach kurzer Zeit verfallen sie in eine Art Trance des Gehens, bei der die unangestrengte gleichmäßige Bewegung Denkprozesse freisetzt und Körper und Geist in einen ähnlich gleich getakteten Bewegungsrhythmus verfallen. Ein Losgelöstsein von allem und eine tiefe Harmonie mit sich selbst sind die Folge.

(1770–1850) – welch ein Name für einen Wort-Schöpfer – hatte, wie er selbst sagte, sein Arbeitszimmer draußen. Und das Gehen auf alten Pfaden hat in England bis heute Tradition. Der moderne Naturschriftsteller Großbritanniens, Robert Macfarlane (Jahrgang 1976), untersucht mit seinem Buch die Verbindung von Sprache und Natur (s. S. 110). Der Englandkorrespondent der Süddeutschen Zeitung, Christian Zaschke, ist im Sommer 2017 den Hadrianswall entlang gewandert. Nie hat er die Menschen des Landes besser kennengelernt, nie war die Spaltung des Landes in Brexit-Befürworter und -Gegner stärker zu spüren.
Gehen ist für viele Autoren auch die physische Metapher für das schrittweise Erarbeiten eines Textes. Einen langen Weg gehen kann man nur Schritt für Schritt, einen Text schreiben nur Wort für Wort. Beides braucht Geduld und Ausdauer und beides kann einen Flow erzeugen, der produktiv ist und aus dem man als anderer wiederkehrt.

Welche Anreize braucht ein guter Wanderweg?

Jeder kennt das Gefühl beim Gehen und Wandern in unbekannten Gegenden: Bin ich hier eigentlich richtig? Und welche Wohltat ist es dann, nach genauem Herumschauen, Kartenstudium und Befragen aller Instinkte zu wissen: Genau hier an dem Punkt bin ich jetzt und da geht's weiter – oder auch nicht, sondern zurück bis zur verpassten Abzweigung.

»Mit GPS wäre das nicht passiert!«

Den Zwischenruf »Mit GPS wäre das nicht passiert!« überhören wir jetzt einfach mal. Im Gehen nimmt der Mensch seine Umwelt und alle ihre Anreize intensiver auf als bei jeder anderen Fortbewegung. So ist es also denkbar, dass das Hinweisschild am verpassten Abzweig allen anderen Reizen und Attraktionen des Weges einfach unterlegen war. Sich verlaufen, weil der Weg zu schön war? Kann durchaus sein! In manchen Regionen haben die Touristiker begonnen, die wegweisenden Schilder in einem Umfang zu vermehren, der seltsam anmutet. Hinweismasten mit zwanzig und mehr Informationen gleichzeitig sind nicht zu übersehen, aber ob sie den Charakter eines Wanderweges oder die unbeschwerte Lust am Gehen fördern, darüber werden die Wanderer im Lauf der Zeit ihr Urteil selbst fällen.

Asphalt ist unbeliebt

Wanderforscher Dr. Rainer Brämer kennt die Studien zu den Erlebniskriterien, die einen Wanderweg zu einem sogenannten ›Premiumweg‹ machen. »Das mögen Wanderer zum Beispiel ganz besonders: naturnahe Wege, offene Landschaft, Abwechslungsreichtum, Gewässer, ein sicheres Wegeleitsystem und eine bodenständige Gastronomie. Und das mögen sie überhaupt nicht: Asphalt, Siedlungen und Verkehrswege. Mit dazu gehört aber immer auch etwas, was die Entdeckerlust anspricht und auf das nächste Stück des Weges neugierig macht. Die amerikanischen Kollegen sprechen dabei vom ›Mystery-Effekt‹«.

Das Geheimnis hinter der Kurve

Als Reisejournalist und zuständig für »angewandte Philosophie« beschreibt das zum Beispiel Gerhard Fitzthum so: »Die Schritte werden vom weichen Laub abge-

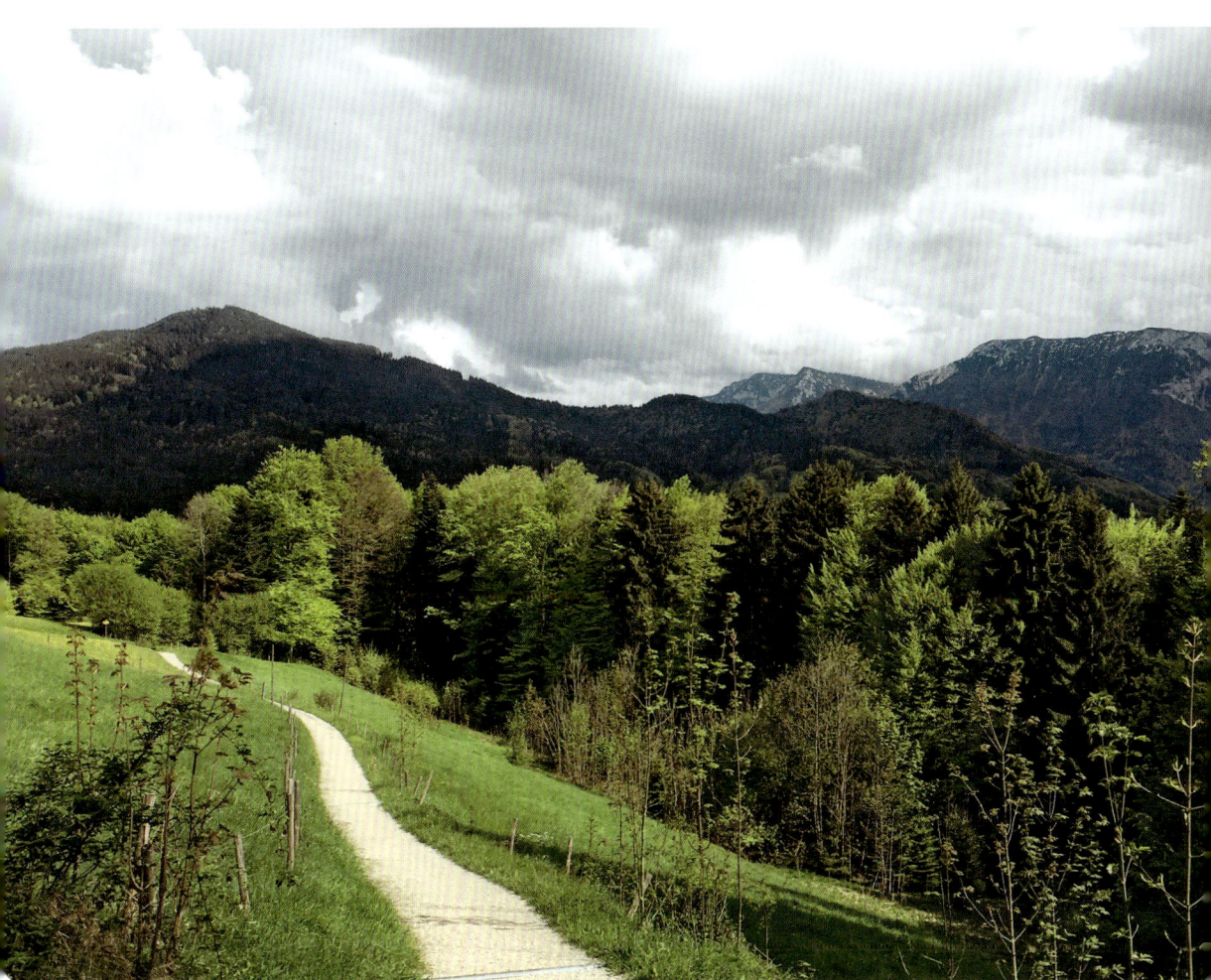

federt, ein sanftes Rascheln untermalt die Vorwärtsbewegung. Gerade einmal schulterbreit windet sich der Pfad durch den Wald. Weil tief herunterhängende Äste den Blick versperren, bleibt sein weiterer Verlauf dem Auge verborgen, ein Geheimnis, das sich erst en passant lüftet.«

Trampelpfade waren einst der Anfang

Ein solches Geheimnis kann auch das Alter des Weges sein, wie es der Physiker Dirk Helbig im ZEIT-Gespräch über die Bedeutung von Trampelpfaden in der realen und virtuellen Welt beschreibt: »Viele der heutigen Straßen in Europa und den USA folgen alten Handelswegen, die ursprünglich Trampelpfade waren; sie setzen sich aus regionalen Pfaden zusammen, die die Menschen gebahnt haben, indem sie sich an Berggipfeln und Flüssen orientiert haben.«

Versuchen wir ein Fazit: Die Lust am Gehen und Wandern ist erst dann vollkommen, wenn sie mit Neugierde und der Lust am Entdecken einhergeht.

Wettergehen

»Bei jedem Wetter draußen unterwegs« waren früher nur Schäfer, Förster und andere Naturmenschen. Wanderer nur dann, wenn sie ihr Ziel nicht rechtzeitig erreicht hatten. Heute könnten sie sich mit einer komplett wetterfesten Ausrüstung bei den alten Vorbildern einreihen, falls sie beim Thema Wanderwetter neugierig genug sind, auch mal Ungewöhnliches zu wagen.

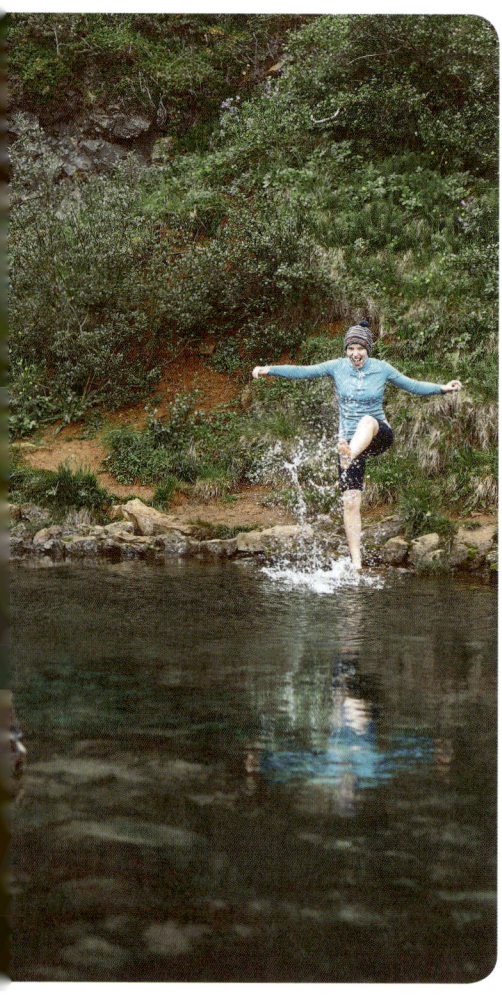

Regenwandern für Touristen

Vor rund fünfzig Jahren, als man noch nichts von »Outdoor-Equipment« wusste, hatte man seine Grenzen als Wanderer bei Hitze oder Kälte, Sturm, Regen oder Schnee schnell erreicht. Strickpullover, imprägnierter Anorak oder Lodenkotze, Filzhut und eingefettete Stiefel waren meist die Dinge, mit denen man sich schützte. Nässe und Kälte drangen immer irgendwann durch, man schwitzte unter der Öljacke oder unterm baumwollenen Hemd, die Füße waren entweder geschwollen oder klatschnass. Sehr speziell sind aus dieser Zeit die Erinnerungen an Wasch- und Trockenräume von Berghütten oder Jugendherbergen.

Seitdem hat sich vieles geändert. Wanderer sind heute mit Wetter-App unterwegs, lernen in VHS-Kursen das Lesen von Wolken und Wind, sind mit moderner Funktionskleidung im Rucksack auf jede Eventualität eingerichtet und lernen immer mehr, fast jeder Wetterlage einen Reiz abzugewinnen. Gutes oder schlechtes Wetter ist zwar nach wie vor Geschmackssache, aber findige Touristiker bieten bereits spezielle Regenwanderungen an. Ihre Argumente: sprudelnde Bäche am Wegrand, aufblühende Natur, frisch gewaschene Luft oder der besonde-

Praxistipps: Gehen gegen das Wetter

Längere Touren:
Bei unsicherer Wetterlage und möglichem Temperaturwechsel nach dem »Zwiebelprinzip« kleiden, in drei bis vier Schichten. Wollmütze, Stirnband, Halstuch und leichte Handschuhe nicht vergessen.

Regenkleidung:
Zwei Teile sind komfortabler als der einteilige Umhang.
Die Regenhose sollte so geschnitten sein, dass man mit den Schuhen einsteigen kann.

Brillenträger:
Mikrofasertuch bereithalten, bei Regen und Wind von vorne übersieht man leicht die Wegmarkierungen.

Getränk:
Bei geplanter Regenwanderung eine Thermoskanne mit heißem Tee mitführen.

Wetter-App:
Siegfried Hetz empfiehlt die Bergfax-Wetter-App, ansonsten ist www.windfinder.de sehr zuverlässig.

---

re Geruch im tropfenden Bergwald. Küstenbewohner kennen den Reiz extremer Wetterlagen schon länger, die Strandwanderung bei Sturm im gelben »Friesennerz« und mit Gummistiefeln ist eine Art Klassiker der Nord- und Ostseeküsten.

Schlechtes Wetter? Ist der Natur unbekannt!

Wenn das Wasser unsere garantiert trockenen Füße umspült, ist das ein bekannt schönes Überlegenheitsgefühl. Gummistiefel empfiehlt Siegfried Hetz trotzdem nur bei Stadt- oder Strandspaziergängen. Der Autor eines Ratgebers zum Regenwandern rät, bei Regen in den Bergen nur mit Topschuhen unterwegs zu sein. Ganz allgemein schwärmt er von der neuen Perspektive, wenn bei grauen Wolken die Weite des Horizonts fehlt, der Blick sich dem Boden zuwendet, wo sich die Erde dem Regen öffnet und die Natur lebendig wird. Details wie ein Feuersalamander im feuchten Laub oder der Regenbogen, wenn die Sonne durchbricht, das sind Beobachtungen, die nur bei »schlechtem Wetter« möglich sind. Dann können wir uns wieder als Teil der Natur fühlen, die für Wetter ohnehin kein gut oder schlecht kennt.

Lerne deinen Fuß kennen

70 000 Nervenendigungen, 33 Gelenke, 20 Muskeln und über 100 Bandstrukturen, so viel zur Soft- und Hardware unseres Fußes, eines der komplexesten Teile unseres Körpers und einzigartig flexibel. Erstaunlich, dass wir diesem Wunderwerk nicht mehr Aufmerksamkeit zukommen lassen.

Das vernachlässigte Ende

Das Fußgewölbe ist im wahrsten Sinne des Wortes von tragender Bedeutung für unsere ganze Haltung, für unseren Gang und letztendlich auch für unser Wohlbefinden. Senk-, Spreiz- und Plattfuß sind die häufigsten Zivilisationskrankheiten unseres Fußes. Im Alter brauchen wir Gesundheitsschuhe und Einlagen jedweder Art gehören zur Standardausrüstung jedes Schuhs. Warum? Was läuft falsch in unserer Fußsozialisation?

Sensibel und robust, unsere Füße sind Wunderwerke

Früh, viel zu früh werden Kinderfüße in Schuhe gesteckt. Der kindliche Zehenspitzengang, der zu einer allmählichen Sensibilisierung der Fußsohlen, zu einem Aufbau der Fußmuskeln und zu flexiblen Bändern führt, wird im wahrsten Sinne des Wortes lahmgelegt, wenn feste, steife Sohlen kein natürliches Abrollen mehr möglich machen. Hausschuhe in Kindergärten, Sneakers schon für Zweijährige und eine Kindheit ohne Waldboden, Kieselwege und Sand unter den Sohlen – das alles sind die Grundlagen für kraftlose Füße, die mit fortschreitendem Alter zu Problemfüßen werden, wenn Körpergewicht, Grundkondition oder äußere Einflüsse wie zu enges Schuhwerk oder falsche Belastung hinzukommen.

Außerdem sind Füße geduldig, sie brauchen lange, bis sie sich melden, und dann liegt meistens schon ein Schaden vor. Manches lässt sich nur noch orthopädisch und in Operationen beheben, vieles ist allerdings durch Fußschulen korrigierbar. Und fast alles am Fuß »freut sich«, wenn es vielseitig stimuliert wird.

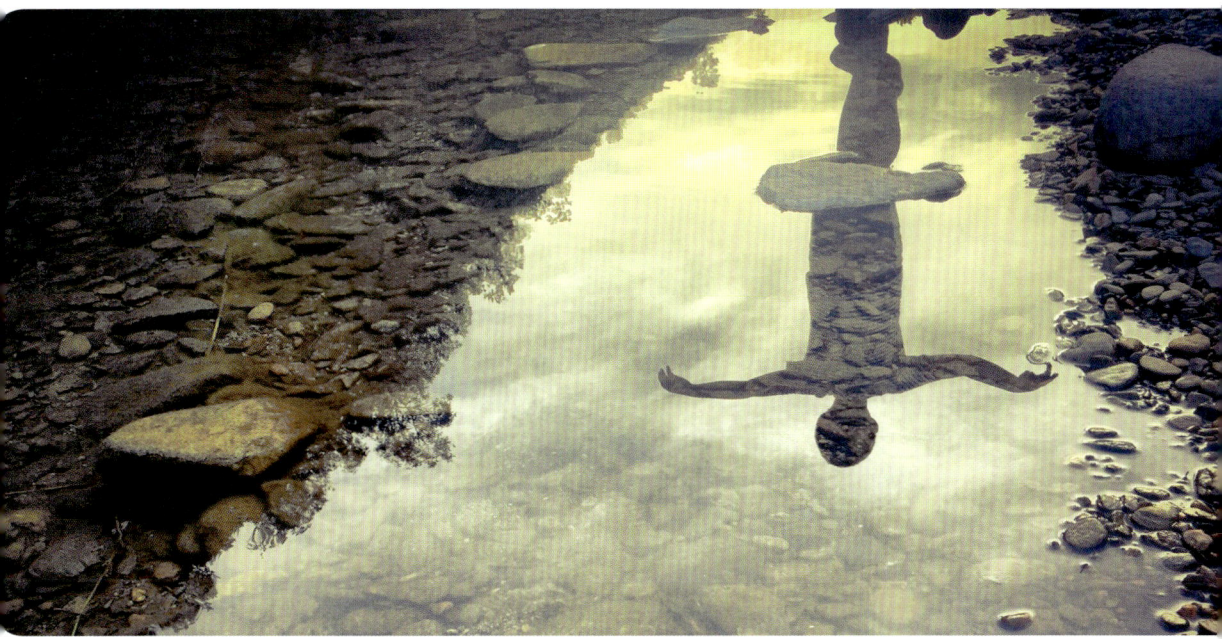

Fußschule light

- Gehen Sie so oft wie möglich barfuß, möglichst auf verschiedenen Untergründen.
- Lassen Sie Ihren Füßen Freiraum, legen Sie sie hoch, sobald Sie ausruhen.
- Versuchen Sie, mit den Zehen Greifübungen zu machen.
- Probieren Sie Barfußwanderwege aus.
- Stimulieren Sie Ihre Füße mit rauen Kieseluntergründen, Schnee und Moos.
- Hüpfen Sie mehrmals am Tag, nutzen Sie Treppen zum Tripptrapp-springen.
- Gönnen Sie Ihren Füßen sorgfältige Bäder mit verschiedenen Wassertemperaturen.
- Wechseln Sie mehrmals am Tag die Schuhe.
- Gehen Sie mal auf dem Außenrist Ihrer Füße, mal auf den Ballen, mal auf den Fersen.
- Machen Sie kleinere Schritte, verändern Sie den Schwerpunkt nach oben und Sie werden sehen, dass sich Ihre Gangart ändert und leichter wird.

Muten Sie Ihrem Fuß etwas zu! Lassen Sie ihn auf verschiedenen Materialien und Temperaturen laufen. Spüren Sie Ihren Fußnerven nach – und pflegen Sie Ihre Füße, als wenn es Ihre Hände wären, denn sie tragen Sie durchs Leben.

Was unser Gehen beeinflusst

Landschaften haben ganz wesentlichen Anteil an unserem Geh-Gefühl. Manchmal treibt uns das Ziel an, eine beeindruckende Aussicht, manchmal sind die Wegverläufe eine einzige Überraschung, oft erfahren wir eine Landschaft erst wirklich beim Gehen. Oder erleben das Gehen je nach Landschaft und unsere Begleiter anders.

Auf den Pfaden der Lasttiere

Lastenrouten sind meist alte Wege, die man sich erarbeiten muss. Manche von ihnen wurden nur mit Eseln erklommen. Heute gehört Eseltrekking zu den meditativsten Wanderarten. Das Grautier entschleunigt, denn es hält, wo es ihm gefällt. Für gestresste Manager eine gute Geduldsschule.

Almwandern

Übernachten auf Berghütten entzerrt jede Wanderung und garantiert maximale Rundumerneuerung. Geselligkeit nach einem einsamen Wandertag – Gehen wird schnell zu einem Projekt Auszeit, das lange Kraft gibt.

Erhabene Landschaft

Mag der Aufstieg noch so beschwerlich sein, die Belohnung verleiht Flügel: Über allen Gipfeln wird der Geist gereinigt und das liegt nicht nur an der dünneren Luft. Gipfelglück ist keine Worthülse, sondern das Ergebnis vermehrt ausgeschütteter Endorphine. Der Ausblick überwältigt uns.

Querfeldein mit Hund

Hunde sind verlässliche Begleiter. Sie wollen einfach dabei sein. Tatsächlich erleben Hundebesitzer einen Weg anders, denn die Fürsorge für den Vierbeiner macht sensibel für unwegsames Gelände, Wasserstellen, steile Abschnitte oder Ruhepausen.

Bis zum Horizont

Ein Weg, der an einem Meeressaum entlanggeht, wird seinen Zauber nie verlieren. Die Kraft blauen Wassers, das mit dem Himmel verschmilzt, gibt uns automatisch das Gefühl, wir könnten viel bewegen, das macht den Geist klar und löst Glücksgefühle aus.

Melancholiewege

Jahreszeiten verändern einen Weg. Wenn das Licht orange durch lichte Blattdächer fällt, lassen wir beim Gehen Erinnerungen zu, die wir vielleicht lange verdrängt haben. Auch Trauer kann durch Gehen besser bewältigt werden.

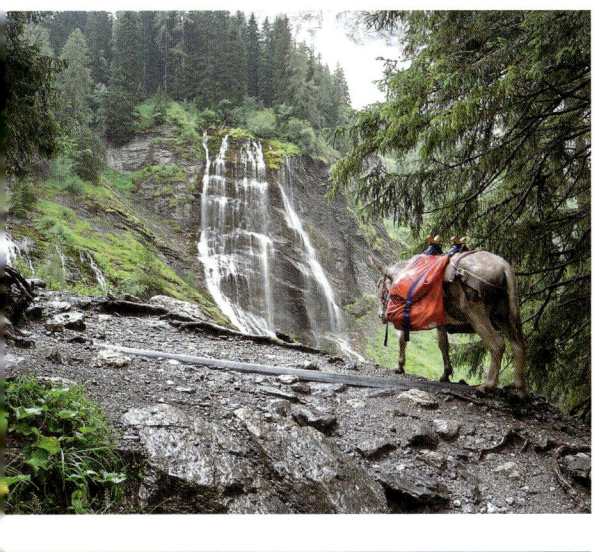
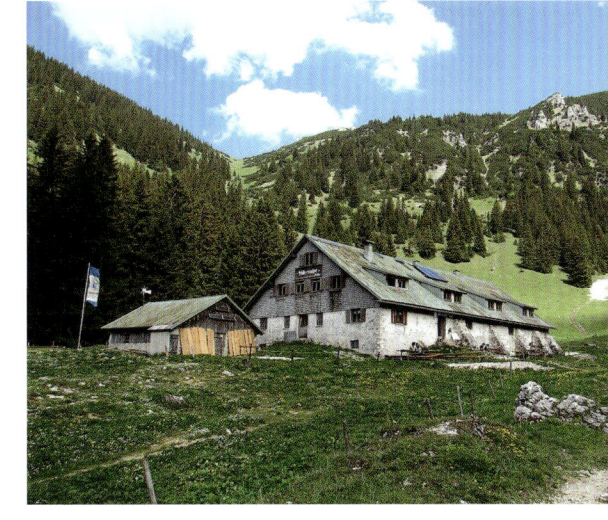
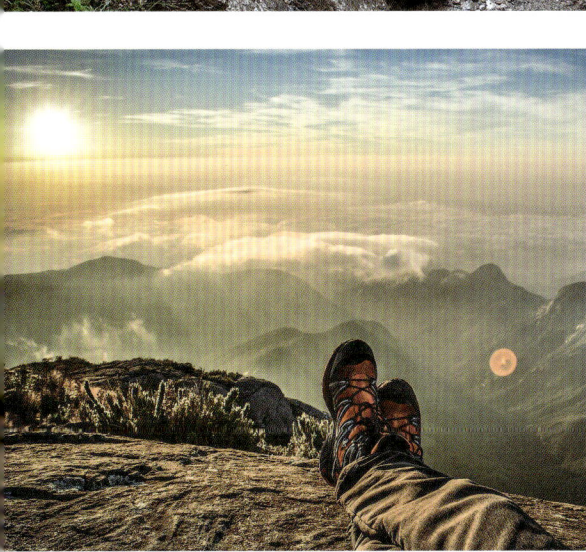
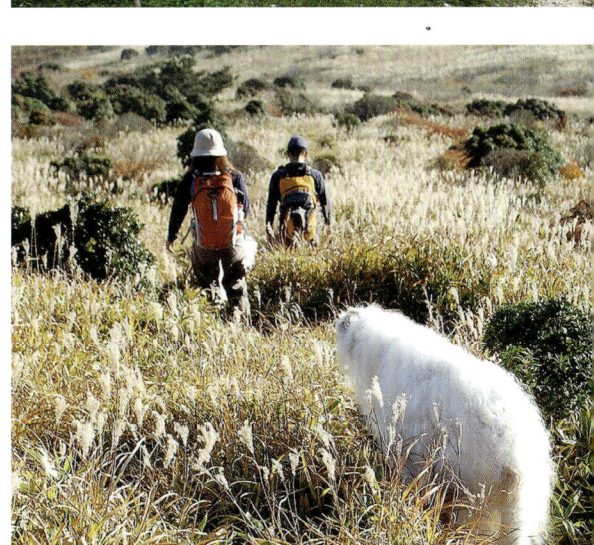
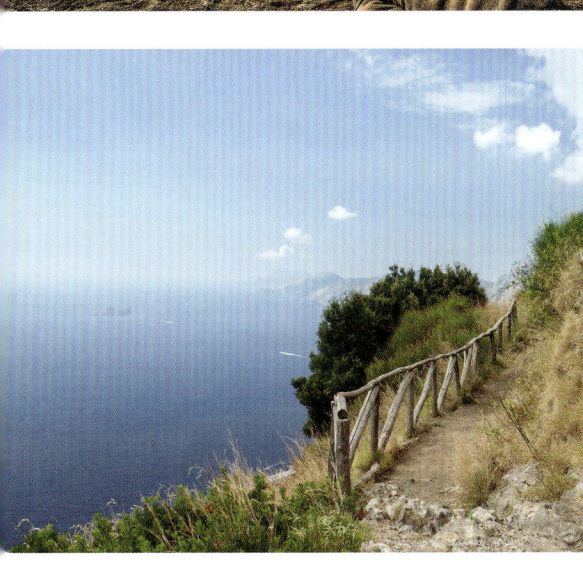
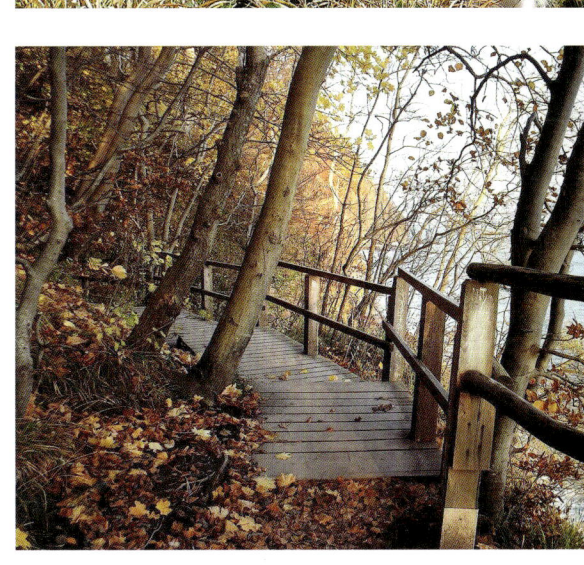

Deine Sinne laufen mit

Das Wissenschaftlerpaar Kaplan hat bei seiner ART-Forschung (*Attention Restoration Theory*) vier Entspannungskriterien herausgearbeitet, die effektiven Erholungswert haben: Alltagsferne (*Being-away-Effekt*), Bedürfnisorientierung, Faszination und Weite.

Landschaft für die Alltagsferne

- Suchen Sie sich ein natürliches Umfeld, das Sie mögen. Nichts Exotisches, meist liegen Ruheorte vor der Haustür: eine Flussaue, ein Park, ein friedliches Waldstück, eine Wildblumenwiese am Stadtrand.
- Was wir als angenehme Natur empfinden, ist oft eine Frage der Kindheitsprägung. Wer als Kind schon positive Walderfahrung (z.B. durch Pfadfinderlager, Camping, Angeln) gemacht hat, wird wieder den Wald vorziehen. Wer Sommerfrische an einem See verbracht hat, den zieht es ein Leben lang an Seen.
- Wichtig ist das Fehlen von Alltagsroutine für einen guten »Fluchtort«.

Welche Bedürfnisse haben wir an unseren Fluchtort (Bedürfnisorientierung)?

- Fragen Sie sich: Was soll mir mein Fluchtort bieten? Will ich wandern, schwimmen, einen freien Blick haben oder Wasser hören? Will ich eine leichte Steigung oder im etwas schnelleren Rhythmus ausschreiten und tatsächlich ein wenig ins Schwitzen kommen? Will ich allein sein oder in Gesellschaft »meine Natur« erleben?

Von welcher Landschaft sind wir fasziniert?

- Es gibt Studien, die belegen, dass die Savanne die beliebteste Landschaftsform ist. Vermutlich kommt diese Bevorzugung aus der menschlichen Urzeit. In Savannen hatten Menschen immer den Überblick, die sanfte Form der Savanne (Wiesen, Büsche, Stauden, Gräser) wirkt sich zutiefst beruhigend auf die Bereiche unseres Gehirns aus, die für Emotionen zuständig sind. Im kalifornischen Silicon Valley, dem

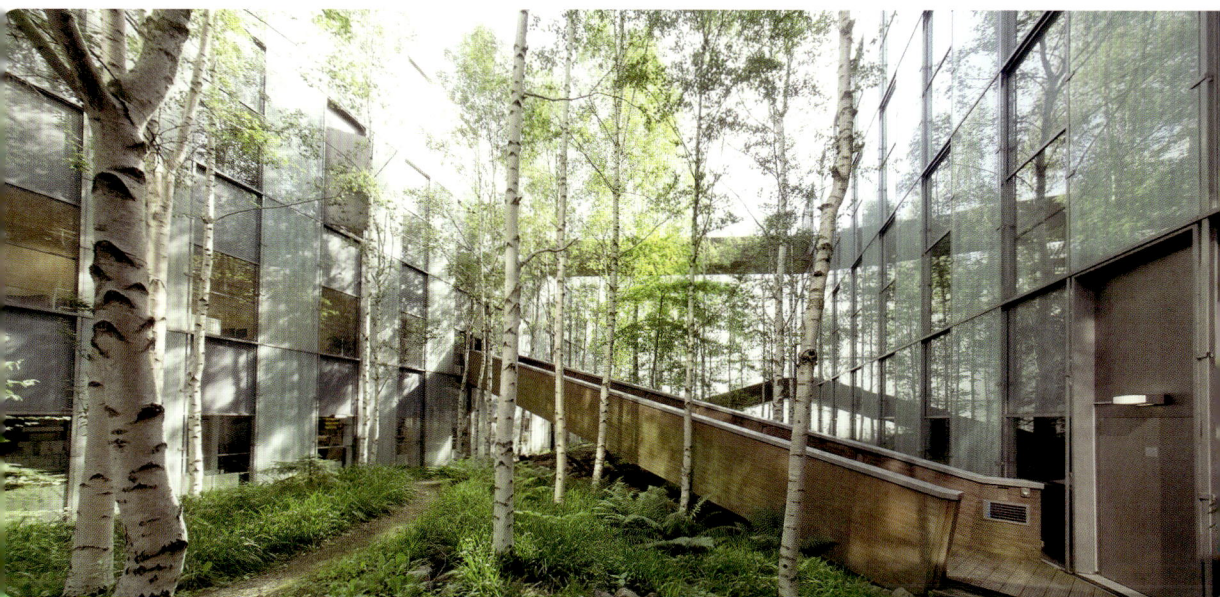

Thinktank der digitalen Welt, werden neue Bürokomplexe heute mit Savannengärten ausgestattet, die zur Naherholung dienen. Tatsächlich ist allein der Anblick einer Savanne, sei es in echt oder auf einem Foto, messbar beruhigend. Krankenzimmer, die mit Savannenbildern ausgestattet werden, verbessern die Heilung.

- Übung: Sehen Sie sich Bilder verschiedener Landschaften an und spüren Sie, was Sie mehr fasziniert!

Die Bereicherung durch »Weite«

- Eine weite Landschaft macht unseren Kopf weit, gibt Raum für Reflexion. Natur gibt uns die Möglichkeit »der unwillkürlichen, spontanen Aufmerksamkeit auf ein vorüberziehendes Phänomen«, so die Kaplan'sche ART-Theorie. Die Kaplans befragten über 1000 Büroangestellte, die Ausblick auf freie Grünflächen hatten. Sie litten deutlich weniger an Konzentrationsstörungen als Angestellte, die auf graue Flächen sehen mussten oder gar in fensterlosen Großraumbüros saßen.
- Regen Sie in Ihrem Büro das Schaffen von Grünflächen an. Auch Screens mit wechselnden Landschaftsbildern verschaffen Erholung für den Kopf.
- Nutzen Sie die Mittagspause zum Spazierengehen. Nehmen Sie lieber eine kleine Mahlzeit mit, die Sie unter einem Baum verzehren, bevor Sie sich in der Geschlossenheit einer Kantine nur scheinbar erholen.

Selbst ein begrünter Innenhof einer Firma wirkt sich positiv auf die Arbeitsmoral aus. Wenn dann noch Bürowege durchs Grüne gehen, sind Stimmung, Gesundheit und Arbeitsmoral messbar besser.

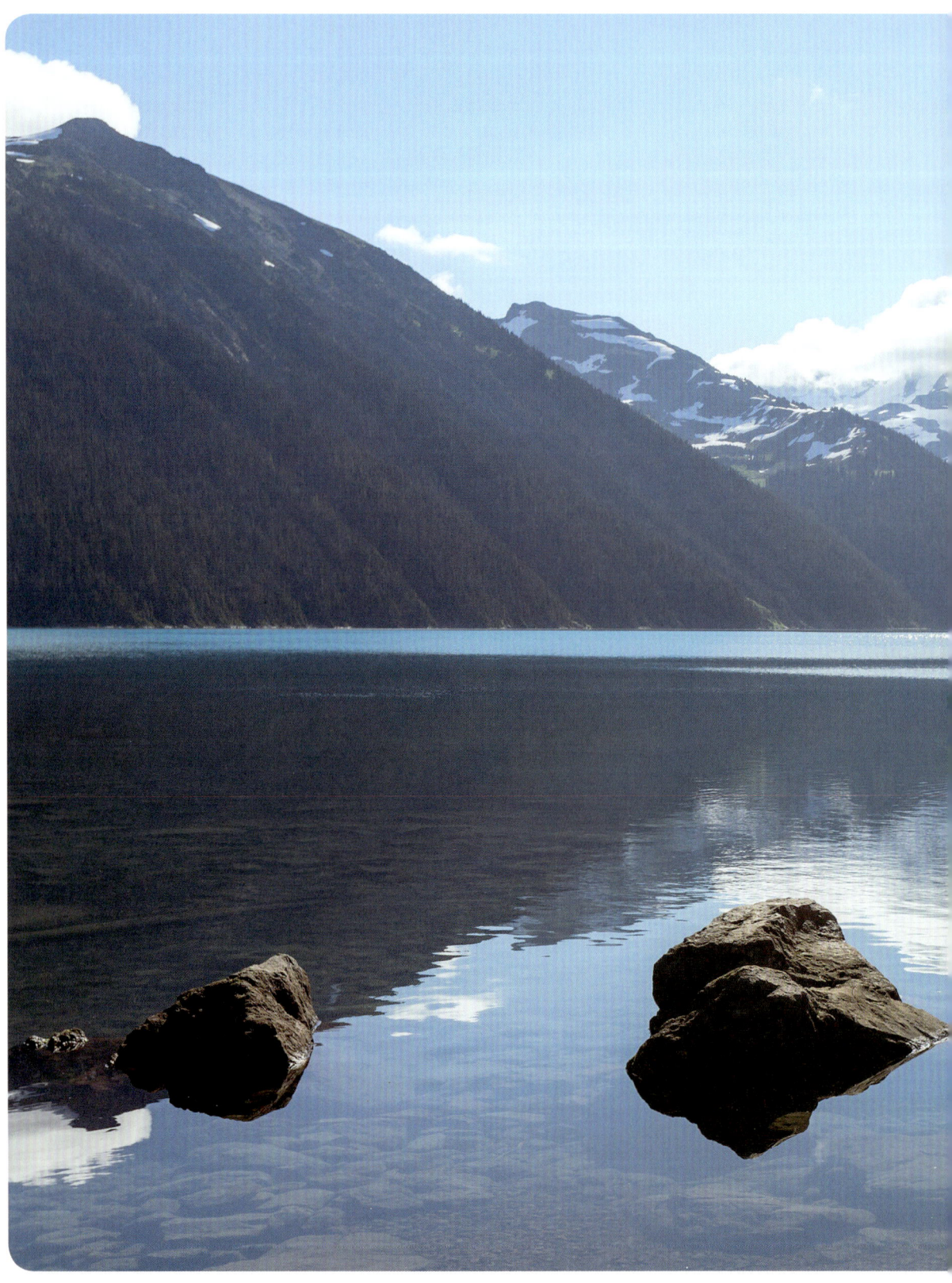

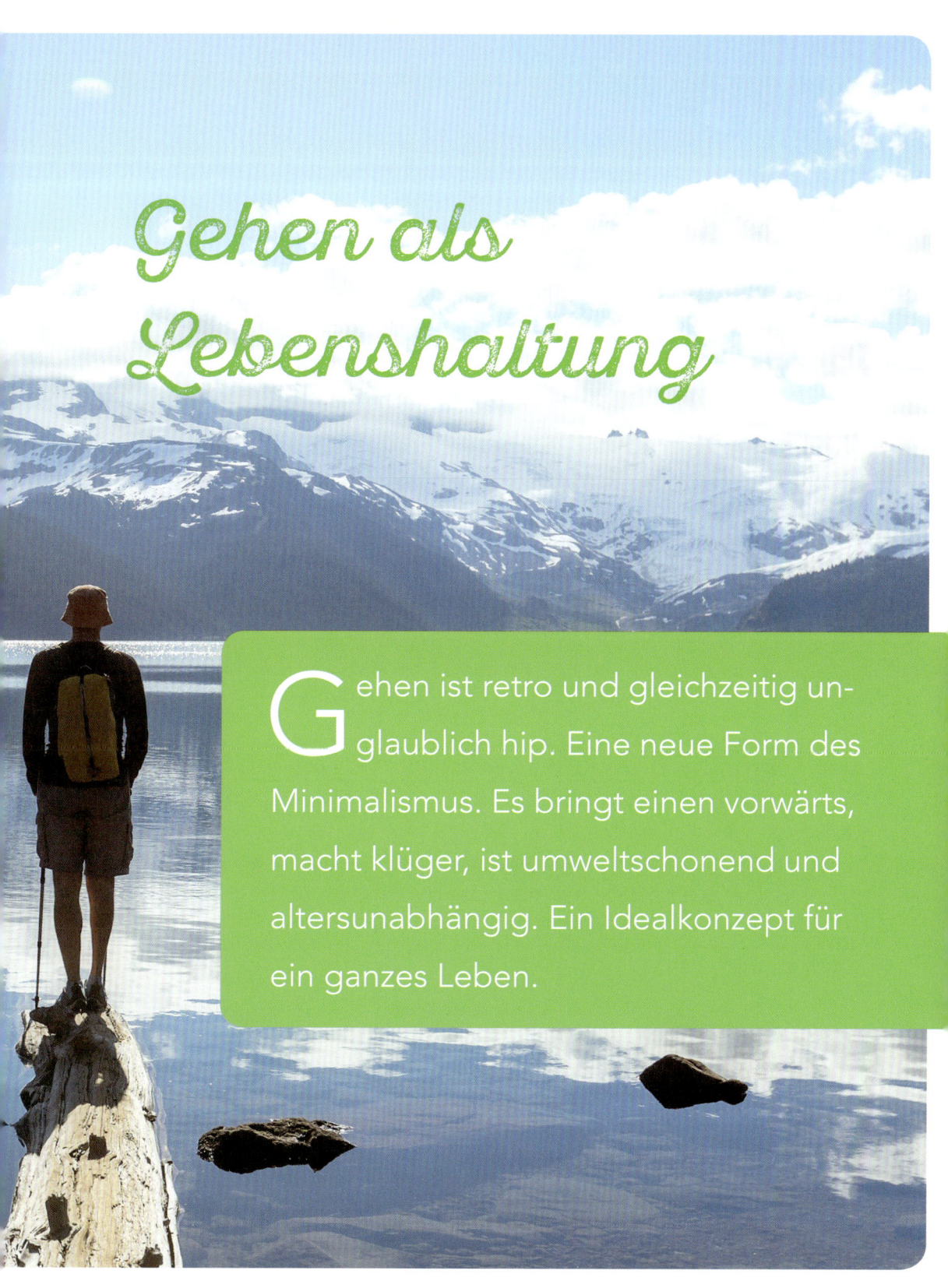

Gehen als Lebenshaltung

Gehen ist retro und gleichzeitig unglaublich hip. Eine neue Form des Minimalismus. Es bringt einen vorwärts, macht klüger, ist umweltschonend und altersunabhängig. Ein Idealkonzept für ein ganzes Leben.

Slowmove mit Hund

»Ein Leben ohne Hund ist möglich, aber sinnlos«, so Viktor von Bülow, alias Loriot. Wie sinnvoll ein Leben mit Hund ist, können Wissenschaftler heute sogar belegen. Regelmäßige Bewegung mit dem Hund kann sich positiv auf Krebs- und Diabeteserkrankungen auswirken, Übergewicht, Herz-, Kreislauf- und Erkältungskrankheiten werden reduziert.

Hund und gesund

Wissenschaftler der Michigan-State-Universität fanden heraus, dass die empfohlene wöchentliche Bewegungszeit von 150 Minuten von Hundebesitzern locker erreicht wird – wer sich drei Mal täglich eine halbe Stunde Gassi gönnt, übertrifft die gesundheitlich relevante Gehzahl bei Weitem, bei jedem Wetter! Gerade in der meteorologisch unabhängigen Bewegung liegt das Geheimnis des gesunden »Gassigehens«. Dieses »Rausmüssen«, weil es der kleine Vierbeiner einfach braucht, verteilt auch die Gehfrequenzen ganz harmonisch über den Tag.

Mit Hund ins Büro

In vielen Firmen hat sich mittlerweile herumgesprochen, dass Mitarbeiter mit Hund ausgeglichener sind. Sie müssen sich nicht um die Fremdbetreuung kümmern und sind von ihrem »Freund« begleitet. Wie positiv sich Hunde auf das Betriebsklima auswirken, erklärt der Vorsitzende des Bundesverbands Bürohund (BVBH), Markus Beyer: »Man muss endlich verstehen, dass ein Hund im Büro eine sinnvolle Maßnahme ist, um psychischer Überlastung am Arbeitsplatz entgegenzuwirken.« Man setzt beim BVBH noch eins drauf: »Hunde liefern einen Schutz vor der Volkskrankheit Burn-out«, heißt es dort. »Sie verbessern das Engagement, die Motivation, die Loyalität, die Kreativität und das allgemeine Wohlbefinden der Mitarbeiter.« Wissenschaftlich zurückzuführen sei das auf das Glückshormon Oxytocin, das ausströme, sobald ein Hund in der Nähe sei. Tatsächlich liefert die Universität Göttingen den Beweis: Im

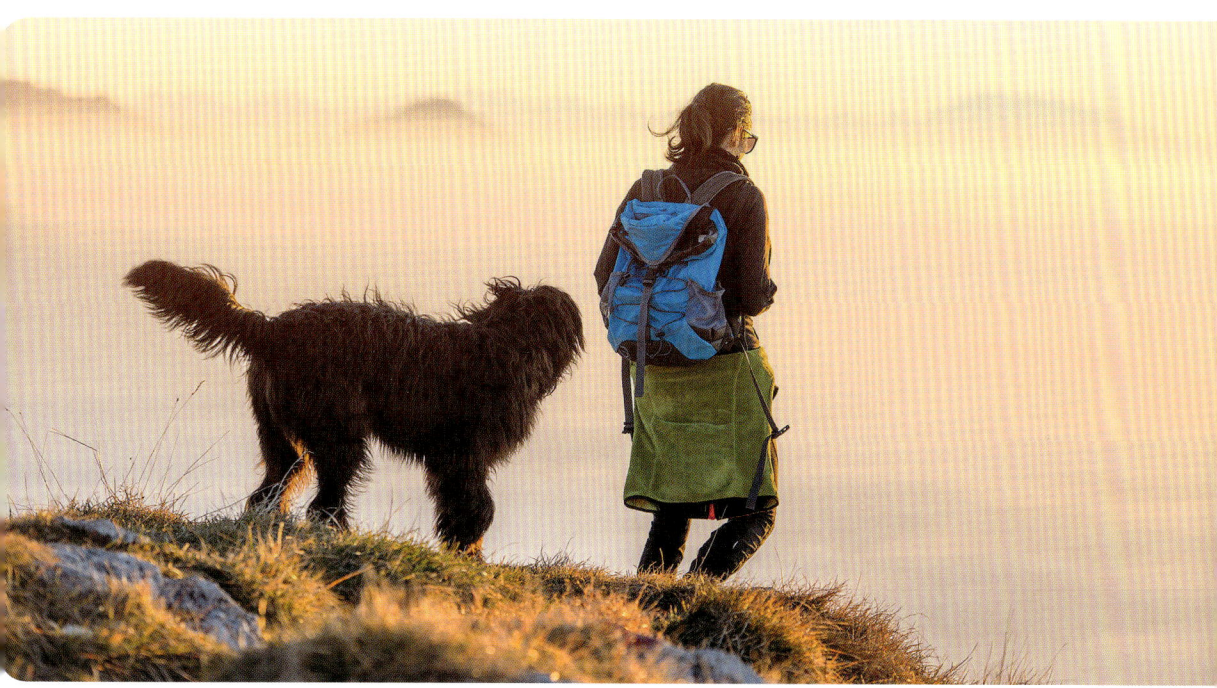

Durchschnitt sieben Prozent weniger Fehltage haben Haustierbesitzer. »Langfristig führt ein Bürohund zu einer deutlichen Ertragssteigerung für das Unternehmen«, sagt BVBH-Chef Beyer.

Wandern mit Hund

Wer selbst keinen Hund hat, kann sich probehalber einer Wandergruppe mit Hund anschließen. Zum einen agieren Hunde in der freien Natur meist harmonisch miteinander, zum anderen wird hier der Slowmove mit Hund trainiert. Hunde haben andere Ansprüche an eine Wanderroute als reine Wanderer. Stahlseile, Stege und Leitern darf so eine Tour nicht enthalten, extreme Stufen sind für kleine Hunde nichts. Man muss also eine Route ganz anders planen, maßvoller als andere. Das kommt besonders Wanderern entgegen, die es nicht extrem lieben und die die kleinen Pausen schätzen, die also Hunde ganz natürlich in eine Route einbauen. Stöckchen werfen, im See planschen – moderate Gehpausen machen langes Wandern möglich.

Wer täglich insgesamt eineinhalb Stunden Gassi geht, hat gute Chancen, gegen Übergewicht gefeit zu sein. Die Universität Missouri wirbt mit dem Slogan »Geh mit einem Hund, verlier ein Pfund« für ein Abnehmprogramm. Dazu muss man kein Hundbesitzer sein, die örtlichen Tierheime freuen sich über Spaziergehpaten und die Hunde ebenso.

Dass das Sozialverhalten von Mensch und Hund beim Outdoor-Erlebnis gleich mit verbessert wird, ist ein feiner Nebeneffekt des Slowmove mit Hund.

Spazierengehen ist Teil unserer Kultur

Wenn wir heute von Spazierengehen sprechen, haben wir sehr unterschiedliche Auffassungen. Zum einen ist da dieses Bild aus Kindertagen: Spazierengehen mit den Eltern, oje. Dann das deutlich romantischere, das erste Date, das nicht selten mit einem gemeinsamen Spaziergang beginnt. Und schließlich die sehr erwachsene Erkenntnis, dass Spazierengehen eine echte Alternative zum Büro ist. Kostenlos und effektiv, gelenkschonend und inspirierend.

Spazierengehen als Studium

Als der Schweizer Soziologe und Umweltwissenschaftler Lucius Burckhardt (1925–2003) mit seinen Studenten 1976 den Urspaziergang durch den Schlosspark Riede nahe Kassel unternahm, war es das Gründungshappening der Promenadologie, der Spaziergehwissenschaft. Man mag darüber lächeln, aber in den vergangenen über 40 Jahren hat diese Disziplin erstaunlichen Einfluss auf unsere Ästhetikwahrnehmung, auf Bewegungsforschung, Landschaftsbau und Psychologie genommen. Mag der Ansatz, den Burckhard und sein Kollege Martin Schmitz entwickelten, zunächst wie ein Orchideenfach gewirkt haben, so hat die neue Lehre viele soziologisch wichtige Fragen aufgegriffen: »Wie bewegen wir uns? Wo bewegen wir uns? Was nehmen wir wahr? Was könnten wir wahrnehmen, wenn die Landschaft so und so aussähe?« Die Promenadologie bewertet einen Begriff neu, der durch die Jahrhunderte immer wieder anders gewertet wurde.

Der neue gehende Mensch

Richtig angesagt wurde das Spazierengehen in der Zeit der Aufklärung. Jean-Jacques Rousseaus (1712–1778) »Zurück zur Natur« gab der neuen Bewegung die Philosophie, die Kunst nahm den Trend freudig auf. Freiluftpicknicks, Freiluftmalerei, Freilufterziehung. Hier hatte auch der Spaziergang seinen Platz. Johann Wolfgang von Goethe widmete ihm gar eines seiner berühmtesten Gedichte: »Der Osterspaziergang«. Pro-

Neue alte Kunst

Der Slowmove ist vielleicht ein Äquivalent zum Slow-
food. Bewege dich in deinem Umkreis und entdecke
dich und das Außen neu. Halte inne, sortiere dich,
gehe ohne Anstrengung. Lass kommen, was kommt.
Vielleicht müssen wir uns tatsächlich immer auch einmal an den historischen Bildern orientieren.

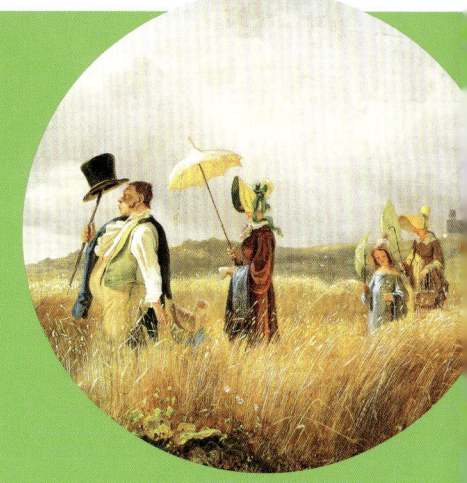

- **Der Rundgang im Paradiesgärtlein:** Im
  Mittelalter erging man sich vornehmlich
  in den Klostergärten, schon damals kannte man die heilende Wirkung eines Ver-
  dauungsspaziergangs, wie es Augustinus
  und Hildegard von Bingen belegen. Klostergärten heute sind besondere Retiros.

- **Strenge Achsen im Barock:** Wer heute
  durch Barockgärten geht, erlebt nicht
  selten ein »royales« Gefühl. Üppigkeit &
  Ordnung & Sichtachsen – solche Gänge
  ordnen auch den Kopf.

- **Das Picknick erlebt eine Renaissance:**
  Warum nicht zusammen mit Freunden
  einen Rastplatz im nahen Park, in der
  Flussaue, am Stadtrand erwandern? Nie
  schmeckt Essen besser!

- **Für viele Schriftsteller ist Gehen das
  Vademekum nach getaner Schreibar-
  beit:** Lesen Sie die Reflexionen nach, z.B.
  von Hanns-Josef Ortheil, Peter Handke,
  Virginia Woolf.

menaden und Kurparks mit Wandelhallen prägten ganze Städte. Mit
der Romantik bekam der Spaziergang die höheren Weihen, er wurde
zur Bewegung der Poesie, der Adalbert Stifter und Eichendorff natur-
romantische Denkmäler setzten. Im Biedermeier drückte die Etikette
beim Spaziergang zwischen den Geschlechtern beide Augen zu. Das
Sommern auf dem Land, die Sommerfrische, die um 1900 Kreative und
auch Bürgerliche in die heimatliche Natur zog, war eine Hochzeit des
Gehens. Flanieren wurde die Spazierkunst der Städte, während sich Re-
formbewegte, wie die Jünger des Monte Verita im Tessin, daranmach-
ten, in lockerer bis gar keiner Kleidung die Natur zu erobern. Eine Neo-
renaissance erlebte der Spaziergang in den 1950er- und 60er- Jahren.
Dann wurde es dunkel um den Spaziergang, denn er stand im Schatten
einer neuen Bewegung: Joggen, Sport, Leistungsfreizeit. Bis zur Gegenbewegung der Promenadologie, siehe oben.

Der Landschaft ist jede Theorie egal!

Es gibt erstaunlich viele Studien über die Wirkung von Landschaft auf uns Menschen. Die bekannteste ist die Prospect-Refuge-Theorie des britischen Geografen Prof. Jay Appleton (1919–2015).

Was passiert zwischen Kopf und Füßen?

Laut Appleton waren für den nomadisierenden Urmenschen in einer Landschaft zwei Dinge überlebenswichtig: die Übersicht und die Zuflucht. Diese Urerfahrung hat bis heute unseren Blick für die Attraktivität einer Landschaft geprägt.

Für die Wissenschaft ist es reizvoll, Gründe für menschliche Landschaftspräferenzen zu erforschen, schließlich bietet unser Planet nicht nur eine große geografische Vielfalt, sondern der Mensch ist von Anfang an auch ihr Entdecker gewesen. Als solcher hat er nicht nur bestimmte Landschaften bevorzugt, sondern ihr Bild immer auch zu seinem eigenen kurzfristigen Vorteil umgestaltet. Wir kennen heute die negativen Folgen unseres Gestaltungswillens, wissen theoretisch um die Möglichkeiten einer Reparatur und warten gespannt auf den Anstoß für deren Umsetzung – denn die wird überlebenswichtig sein.

In der Zwischenzeit fragen wir uns: »Was geht im Kopf vor, wenn die Füße ihn durch die Gegend tragen?« – wie es der kritische Beobachter der Landschaftspsychologie Norbert Axel Richter formulierte. Die Theorie Appletons vertritt mit großer Überzeugung Dr. Rainer Brämer, auch aus eigener Wandererfahrung, und meint: »Unbekannte Szenarien scannen wir als Erstes danach ab, ob wir uns in ihnen doppelt sicher fühlen können. Einerseits sollen sie uns einen guten Ausblick bieten und Bedrohungen rechtzeitig erkennen lassen (Prospect). Andererseits

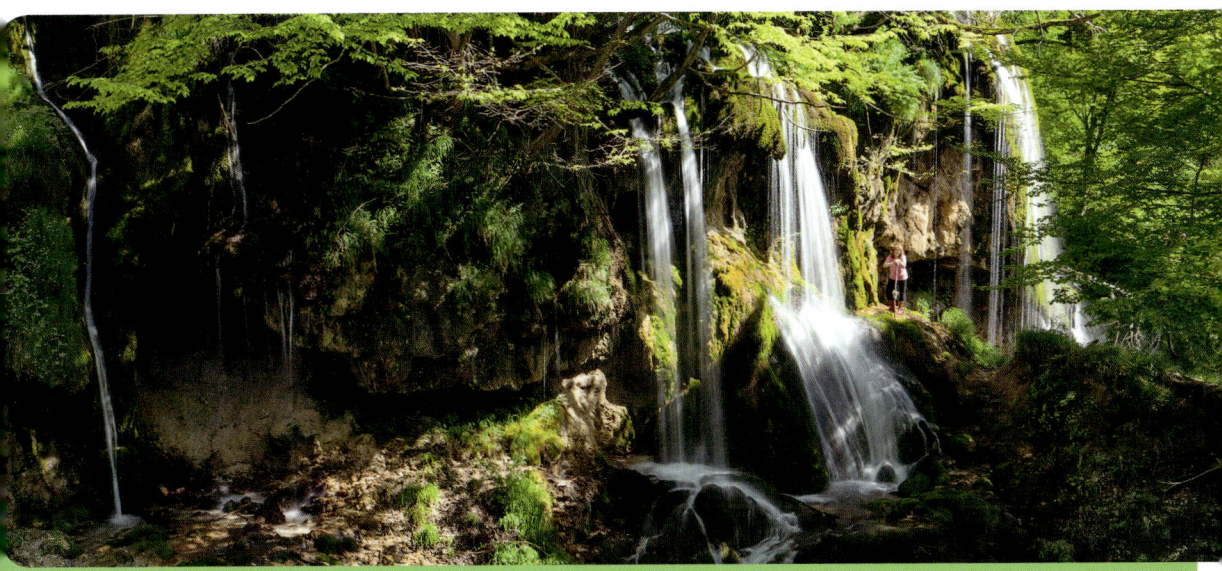

uns vor den Blicken potenzieller Feinde verbergen und/oder rasche Rückzugsmöglichkeiten bieten (Refuge). Letztlich verhalten wir uns also wie Kinder beim Versteckspielen. Ganz besonders lieben wir daher die Waldränder, und schon unsere Kinder klettern gern auf Bäume mit von außen schwer durchschaubarem Blattwerk.« Sehen, ohne gesehen zu werden, das vermittelt ein angenehm sicheres Gefühl.

Das Psychologenpaar Rachel und Stephen Kaplan vertritt eine ähnliche Theorie. Nach Kaplan kannte der Urmensch vier Präferenzen: Komplexität, Mysteriosität, Kohärenz und Lesbarkeit. Anders gesagt: Unsere Vorfahren mochten ihre Umgebung am liebsten als Ganzes überschaubar, dabei alle Details gut erkennbar und trotzdem mit ein paar neugierig machenden Rätseln versehen. Auch der Urmensch hatte etwas gegen Langeweile. Die kann sich dagegen heute schnell mal einstellen, wenn wir auf die kleinteilige Debatte unter den Habitat-Theoretikern schauen. Nur ein paar Beispiele: Präferieren Frauen eher Zuflucht (Refuge) oder Überblick (Prospect)? Welche Rolle spielt die konkrete Gefühlssituation bei der Landschaftspräferenz und wie ist das mit der Reizüberflutung? Ist unsere Reaktion »Mein Gott, ist das schön hier!« nur biologisch vererbt oder doch sozial erworben? Kann eine Landschaft zur Stabilisierung gesellschaftlicher Identität dienen? Die Antwort: Siehe Überschrift!

Gehmuffel motivieren

Kinder lernen in Rekordgeschwindigkeit etwas so Kompliziertes wie Laufen, nämlich in maximal 15 Monaten. Dann beherrschen sie die Muskulatur der Beine und der Zehen. Bis zum Wanderprofi dauert es dann noch ein Weilchen, das laufbegeisterte Eltern mit Tragetüchern, Kraxen und Boller- sowie Kinderwagen überbrücken müssen.

Gehen mit Geduld

Gelingtricks

- Keine Hektik
- Kinder führen lassen
- Abwechslung
- Becherlupe zur Naturbeobachtung
- Pflanzenführer mitnehmen
- Geocaching einbauen
- Übernachten in der Hütte
- Eigener Rucksack, eigener Proviant
- Gute Ausrüstung für jedes Wetter

Das Vorschul-, erst recht das Grundschulkind kann rein physisch schon schöne Strecken gehen, findet das aber meist langweilig. Es braucht Motivationshilfen. Das A und O ist die richtige Tour. Sie darf körperlich nicht über- und nicht unterfordern. Die intellektuelle Abwechslung darf umso höher sein. Manche Gemeinden sind dazu übergegangen, Wanderlehrpfade einzurichten. Diese Art *Edutainment* wird von Kindern in allen Altersstufen gut angenommen. Bäume raten, Baumtelefone, Erdquerschnitte, Echostellen – um nur einen Teil der Wegmarken zu nennen. Wer es spontaner mag, muss sich die Abwechslung selbst ausdenken. Ein Bad im See, eine aufregende Schlucht, Ratespiele und Spielpausen. Ob am Flussrand Steinmandala gebaut oder aus Treibgut Mustern gelegt werden, ob man Schnecken beobachtet oder Muscheln sammelt – das Angebot gibt die Natur vor.

Dazu ist eine gute Tourplanung wichtig. Nichts kann demotivierender sein als ein Umweg. Auch sollten die ersten Touren mit Kind unbedingt kurz und sehr unterhaltsam sein, damit es sich an etwas Positives erinnert. Dabei helfen auch Souvenirs der Wanderung, wie Blätter, Federn, gepresste (nicht geschützte) Blumen oder Kieselsteine.

Mit Teddy, Lama und Co.

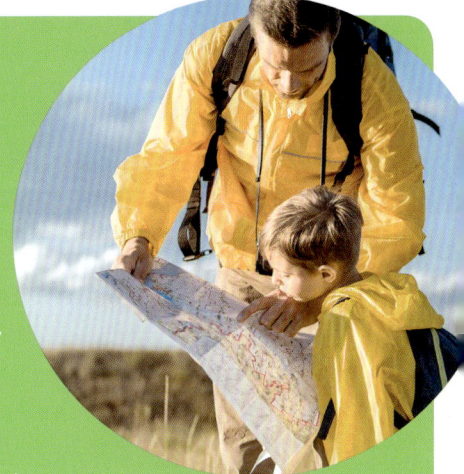

Wandern mit Kindern ist Geduldsarbeit, bei der sich jeder Schritt lohnt. Kinder, die früh erfahren haben, wie beglückend Laufen in der Gruppe und in der Natur ist, werden auch als Erwachsene immer wandern. Einige Tricks helfen dabei.

Eine gute Brotzeit

Nie schmeckt Essen besser als nach einer Wanderung. Auch Kinder erleben das so und werden ein Picknick genießen. Ein Aufenthalt auf einer urigen Hütte ist spannend.

Rhythmus

Einmal Wandern ist prima, aber jeden Tag? Wanderurlaube mit Kindern brauchen Pausentage. Schwimmbad, Museum, Spielplatz, Stadtbummel oder einfach Ausruhtage mit vielen Spielen. Junge Muskeln und Gelenke brauchen Auszeiten.

Gesellschaft

Kinder wandern gerne mit Gleichaltrigen. Dabei lernen die Kinder, aufeinander aufzupassen, können ihren eigenen Rhythmus bestimmen und werden die Strecke ratschend und spielend gehen.

Das Wetter

Schon bei Regen loszumarschieren hat wenig Reiz. Verschiedene Wetterlagen kennenzulernen ist aber aufregend. Gute Ausrüstung hilft, dabei trocken und warm zu bleiben. Die Erfahrung, dass das Wetter eine führende Rolle bei Wanderungen übernimmt, kann Spannung und Lerneffekt sein.

Belohnung

Wer wandert, wird belohnt. Erwachsene tun dies gerne mit einem Saunabesuch. Kinder lieben es, Punkte zu sammeln. Ein kleiner Wanderausweis, der am Ende jeder Tour mit einem Stempel versehen wird, ist ein Motivationstool.

Maskottchen

Wer wandert, braucht Schutz. Ein Halstuch kann zum Talisman werden oder man nimmt einfach das Lieblingsstofftier mit. So ist der Trost für schwere Schritte immer dabei.

Wandern mit Tieren

Tierische Begleiter sind 1A-Wanderhilfen, z. B. bei Eselwanderungen und Lamatrekking. Die Fürsorge für die Tiere lässt fast alle Kinder jede Müdigkeit vergessen.

Wanderzeiten

Touren nach Jahreszeiten aussuchen! Auch der Aufbruch zur Wanderung sollte ohne Hektik erfolgen. Sogenannte Feierabendtouren machen zu jeder Tageszeit Sinn.

Weg und Ziel als Symbol

Wer sich von einem Ort zum anderen bewegt, ist »unterwegs«. Die Menschen der Vorzeit hinterließen dabei Fährten, die anderen mit ähnlichen Zielen den Weg wiesen. Durch Menschen, die vorweg gehen, sind wohl die meisten Wege entstanden und damit eines der stärksten Symbole für Richtung, Aufbruch, Umkehr oder Ziel, ein Symbol für die Dynamik des Lebens selbst.

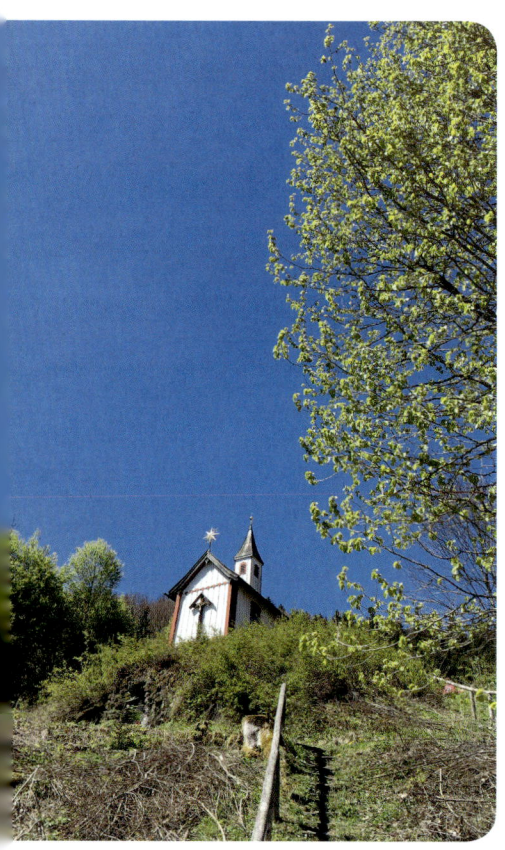

In fast jeder Weltreligion ist der Weg das Sinnbild für die Sinnsuche.

Der Weg ist das Ziel

Weg ist nicht gleich Weg. Sie können uns herausfordern, puren Genuss bereiten, uns an unsere Grenzen bringen oder bei Abzweigungen vor Rätsel stellen. Wenn sich das Wetter mit dem Weg verbündet, verwünschen wir ihn, doch von überraschenden Begegnungen zehren wir lange. Unseren Lieblingsweg könnten wir täglich gehen, einen anderen einmal und nie wieder. Für die Gestalter historischer Reiche waren Wege als Gerüst ihrer Macht unentbehrlich, manche Römerstraßen haben bis heute überlebt. Die Neuzeit hat sich mit Brücken, Tunneln, Highways, Schienen und Kanälen den Globus erschlossen. Umso größer ist der Reiz, die letzten weglosen Regionen zu erforschen. In fast allen Weltreligionen ist der Weg das Symbol für die Suche nach dem Göttlichen. Buddha lehrte den »achtgliederigen heiligen Pfad«, im Sufismus bildet »tariqa« (arab.: Weg) den Zugang zur mystischen Schau und im Neuen Testament sagt Jesus: »Ich bin der Weg, die Wahrheit und das Leben.« Bei C. G. Jung ist der Weg das Symbol für den inneren Entwicklungsprozess und die Esoteriker sprechen gerne davon, welchen Einfluss der innere auf den äußeren Weg hat und umgekehrt. Und jeder kennt natürlich das angebliche Konfuzius-Zitat »Der Weg ist das Ziel«.

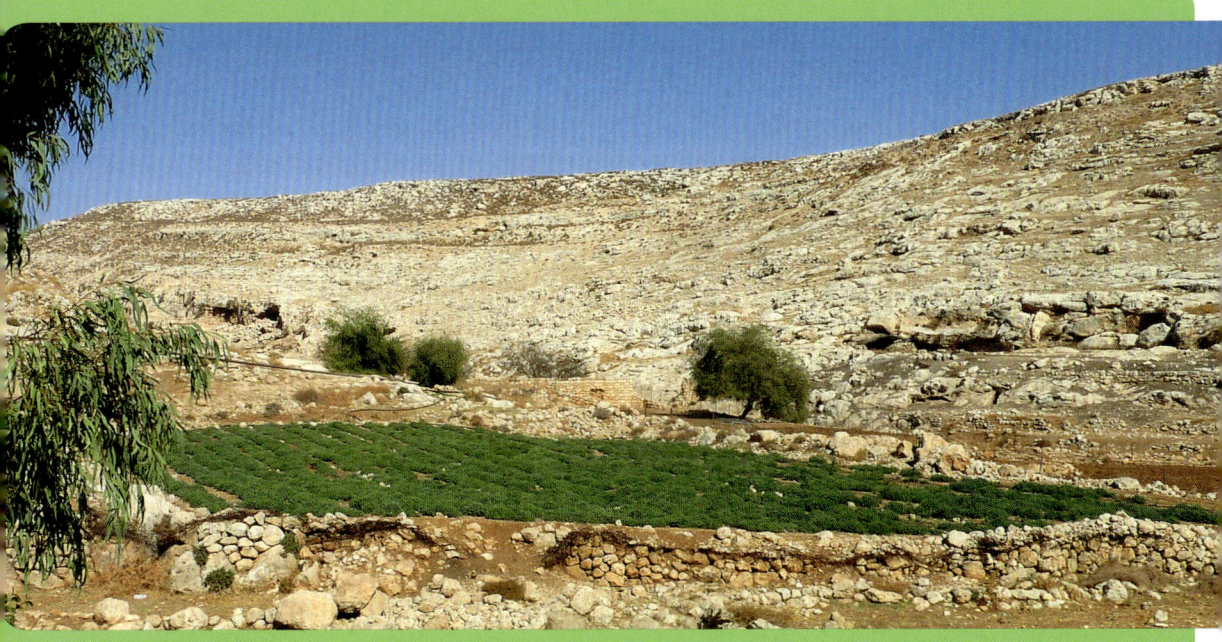

Die kalkige Erde Palästinas unter den Füßen zu spüren verändert das Denken.

Grenzgänger

Wie uns das Ziel manchmal im Weg sein kann, erzählt Pater Anselm Grün in seinem Buch »Von Gipfeln und Tälern des Lebens«. Darin schreibt er in der Einleitung: »Je älter ich werde, desto mehr verstehe ich das Wandern als Bild für meinen Weg als Mensch.«

Wie der reale Weg unter den Füßen gleichzeitig als Kraftquelle für den »inneren Weg« spürbar werden kann, das beschreibt Robert Macfarlane in einem Kapitel seines großartigen Buches ›Alte Wege‹: Sein palästinensischer Freund Raja Shehadeh erzählte ihm von seinen Wanderungen auf verbotenen Wegen, über die er aus der Enge Ramallahs zeitweilig auszubrechen versucht. »Er sprach von dem Vergnügen, dort draußen jenseits der Checkpoints, Mauern und Schranken zu sein, bis ihm unter dem grenzenlosen Himmel ›schwindlig wurde vor Freude‹. Manchmal konnte das Wissen um die riesigen Zeitspannen geologischer Geschichte, darum, auf Kalkstein zu gehen, der vor Urzeiten den Meeresboden gebildet hatte, ihn seine Frustration über das Dilemma Palästinas vergessen lassen. Aber Raja begab sich beim Wandern auch auf eine innere Reise, und der Gang durch die Landschaft war für ihn ein zutiefst intimes und zugleich hochpolitisches Erlebnis. Die Landschaft – Vertiefungen wie das Tote Meer und der Jordangraben oder Erhebungen wie die Hügel von Ramallah – war zugleich Ursache und Entsprechung tief greifender Veränderungen in seinem eigenen Bewusstsein.«

Gehen im Alltag – ganz natürlich

Um auf eine gesundheitlich relevante Schrittzahl zu kommen, sind keine Trainingseinheiten und Extratouren vonnöten. Ein einfacher Check-up des wöchentlichen Bewegungsverhaltens genügt meist, um Zusatzschritte harmonisch in den Alltag einzubauen.

Step by step

Dass Treppensteigen ein Training der Extraklasse ist, hat sich mittlerweile herumgesprochen. In Fitnessstudios ergänzen sogenannte Stepper das Konditionstraining und imitieren damit das Treppensteigen. Auf den Lift zu verzichten ist Training. Idealerweise nimmt man am Anfang nicht gleich die ganze Strecke zu Fuß, sondern trainiert sich Stockwerk für Stockwerk eine bessere Kondition an.

Wie geht man wo?

Wer motorisiert zur Arbeit fährt, sollte überprüfen, ob nicht Teilstrecken davon auch *per pedes* zu absolvieren sind. Denn der Rhythmus, gleich vor der Haustüre in sein Auto zu steigen und am Arbeitsplatz auszusteigen, ist für Hirn und Körper Gift. Studien belegen, dass Kinder, die zu Fuß in die Schule gehen, deutlich fitter und konzentrierter sind als Kinder, die mit dem Auto bis zur Schulpforte gefahren werden. Was für die Jüngsten gilt, trifft auch auf erwachsene Denker zu. Der Gang zu Fuß vor einem Bürotag ist ein wahres Vademekum für die grauen Zellen. Führt der Weg auch noch durch einen Park oder grüne Straßen, kommt der Biophilia-Effekt dazu (s. S. 41). Britische Wissenschaftler fanden heraus, dass schon 5 Minuten Auszeit im Grünen Stress reduziert.

Gemeinsam ans Ziel

In vielen Städten hat sich seit Jahren der Firmenlauf etabliert. Das gemeinsame sportliche Bewegen und die leichte körperliche Herausforderung sind nicht nur Anlass, im Vorfeld gezielt gemeinsam zu trainieren, sondern sie verbessern auch das Betriebsklima eklatant. Wer gemeinsam eine Strecke geht, hält zusammen – diese alte Weisheit aus der Bergwelt, wo es lebenserhaltend sein kann, gilt auch für das Laufen im Flachen. Wer aus welchen Gründen auch immer kein Läufer ist, für den sind vielleicht die jährlich über 800 Veranstaltungen des IVV (Internationaler Volkssportverband) ein »gangbarer Weg«. Das Angebot reicht von 5-Kilometer-Wanderungen bis 120-Kilometer-Langtouren.

Manchmal kann nämlich eine organisierte zweckfreie Wanderung ein kleiner Motivationsschub gegen die eigene Schwerkraft sein.

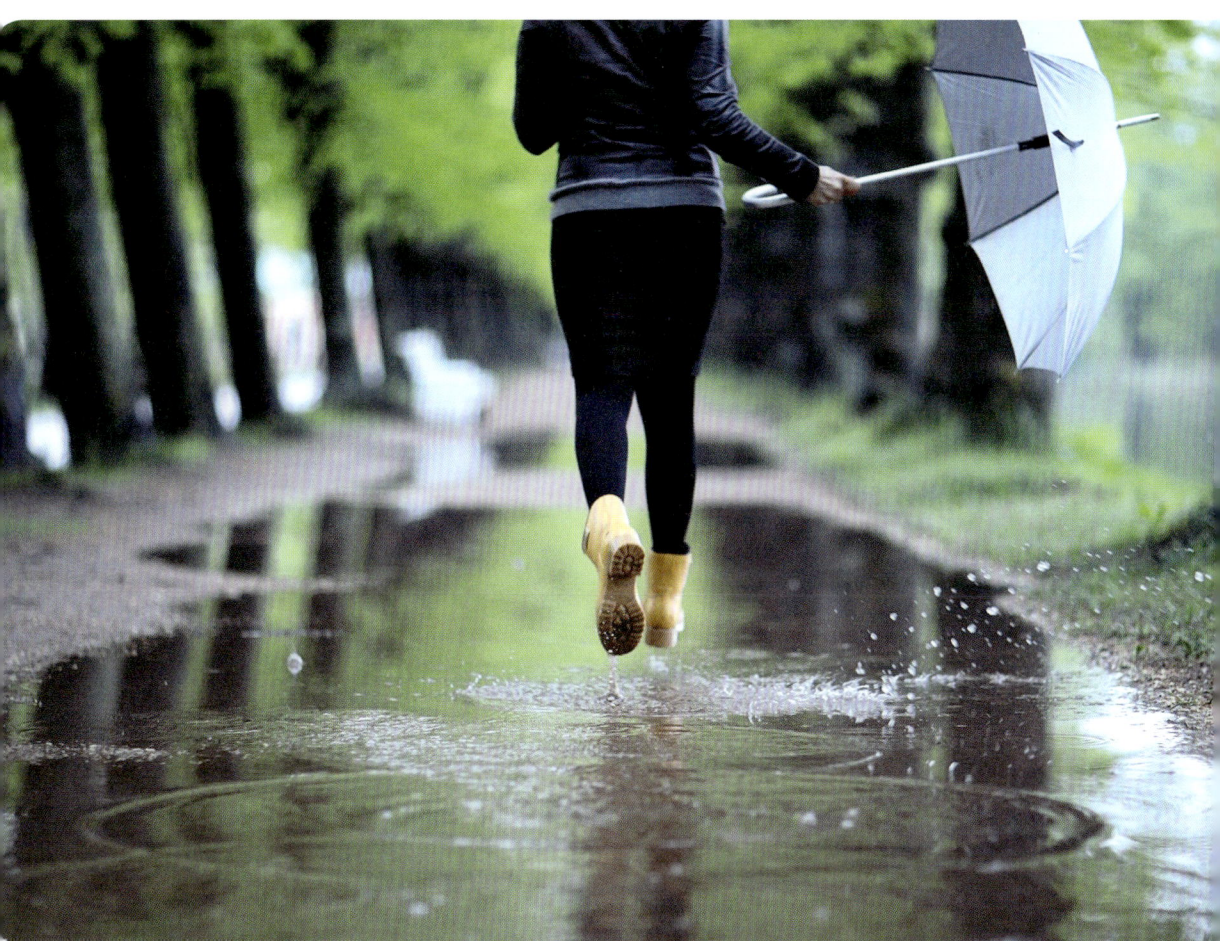

Zweckgebunden Gehen

Im Gegensatz zum zweckfreien Wandern ist das Gehen im Alltag immer anderen Anforderungen unterworfen.

- Im Wanderoutfit im Büro? Machen Sie sich in bequemen Schuhen auf den Weg und wechseln Sie erst im Büro in den Businesslook.
- Verschwitzt am Arbeitsplatz erscheinen? Planen Sie den Weg so, dass Zeit und Strecke Sie nicht zum Schwitzen bringen, aber dennoch erwärmen.

- Regenschutz immer dabei? Nehmen Sie einfach immer ein Miniregencape mit.
- Ohne Zeit geht Gehen nicht. Vielleicht stellen Sie fest, dass eine halbe Stunde früher Aufstehen tatsächlich weniger ermüdend ist, wenn ein Powerwalk ins Büro erfolgt?
- Gehen mit Kindern ist gar nicht so einfach, kann aber ganz natürlich trainiert werden, indem alltägliche Wege nur zu Fuß erfolgen.

Einen guten Weg kreieren

»Alleiniger Maßstab für die Güte eines Wanderweges ist die Intensität des Wandererlebnisses!«, sagt Dr. Rainer Brämer vom Deutschen Wanderinstitut.

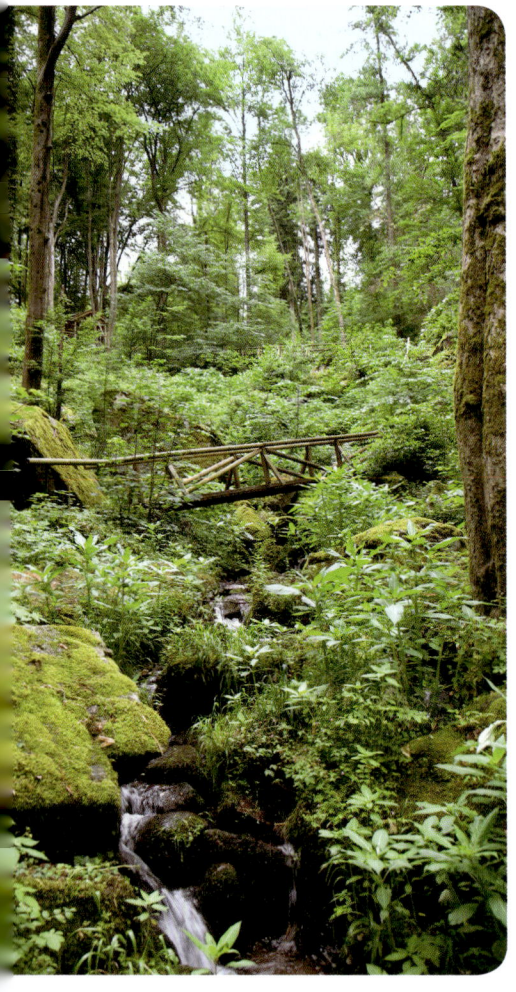

Gute Wege sind kein Zufall

Die Kriterien des Deutschen Wanderverbandes für das Gütesiegel »Qualitätsweg Wanderbares Deutschland« sind ganz klar definiert. Das garantiert auch ein ungetrübtes Wandererlebnis und macht Lust auf mehr.

- **Naturbelassene Wege:** mindestens 35 Prozent der Gesamtstrecke.
- **Schlecht begehbare Wege:** höchstens 5 Prozent der Gesamtstrecke und höchstens 1 500 Meter am Stück.
- **Asphaltierte Wege:** höchstens 20 Prozent der Gesamtstrecke und höchstens 3 000 Meter am Stück.
- **Befahrene Straßen:** höchstens 3 Prozent der Gesamtstrecke und höchstens 300 Meter am Stück.
- **Weitere Kriterien:** Auch die Themen Markierung, Abwechslung, Erlebnispotenzial und Umfeld werden eingehend bewertet. Noch strengere Kriterien fragt das Deutsche Wanderinstitut für seine »Premiumwege« ab.
- **Naturparks** bieten fast immer abwechslungsreiche Wege durch verschiedene Landschaften, siehe www.naturparkfotos.de.

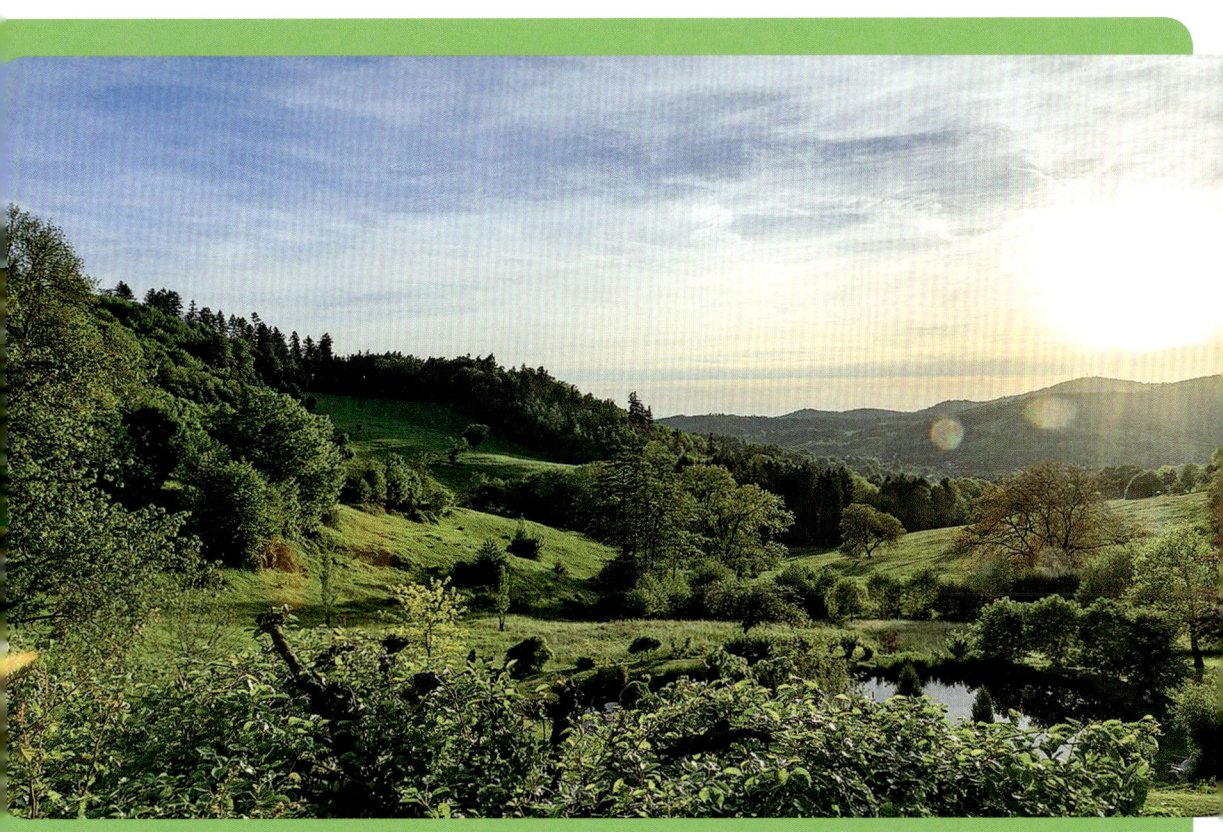

Geo-Naturpark-Bergstraße-Odenwald

Wo wandern Sie am liebsten?

Diese Frage beantwortet Dr. Rainer Brämer vom Deutschen Wanderinstitut mit einem persönlichen Bekenntnis:

»Bei mir ging es im laufenden Wanderjahr bewusst provinziell zu. Wie oft habe ich schon jenen Goethe-Satz zitiert: »Nur wo du zu Fuß warst, bist du wirklich gewesen.« Irgendwann ist mir dann aufgefallen, dass ich selbst meine heimatliche Region – den »Naturpark Lahn-Dill-Bergland« mitten in Hessen – in den letzten Jahren arg vernachlässigt hatte. Also durchwandere ich den Naturpark seither kreuz und quer, verfolge seine Bergkämme und Bachtäler, schlendere durch seine hübschen Fachwerkstädtchen und nehme Dörfer in Augenschein, die ich ansonsten immer nur durchfahren oder ganz links habe liegen lassen. Es ist toll, was man alles entdeckt, wenn man sich für die Heimat Zeit lässt.«

Das alles möchte er möglichst unmittelbar erleben und entdecken, lieber im Gespräch mit Einheimischen als über große Infotafeln voller natur- und heimatkundlicher Details. »Ich will ja gelassen weiterwandern und nur nebenbei mitkriegen, wo ich gerade bin.« Ihm möchte man sich am liebsten gleich anschließen!

Überraschendes

Prinzip Bewegung

... oder: Um was geht's hier eigentlich? Unsere Kultur ist geprägt durch Bewegung. Ebenso wie die ganze uns umgebende Natur und galaktisch gesehen sogar der komplette Kosmos, sowohl in der Mikro- wie in der Makroversion. Aber eigentlich geht das jetzt zu weit, unser Thema ist schließlich nur diese eine Grundform der Bewegung: das uns Zweibeinern eigene Gehen.

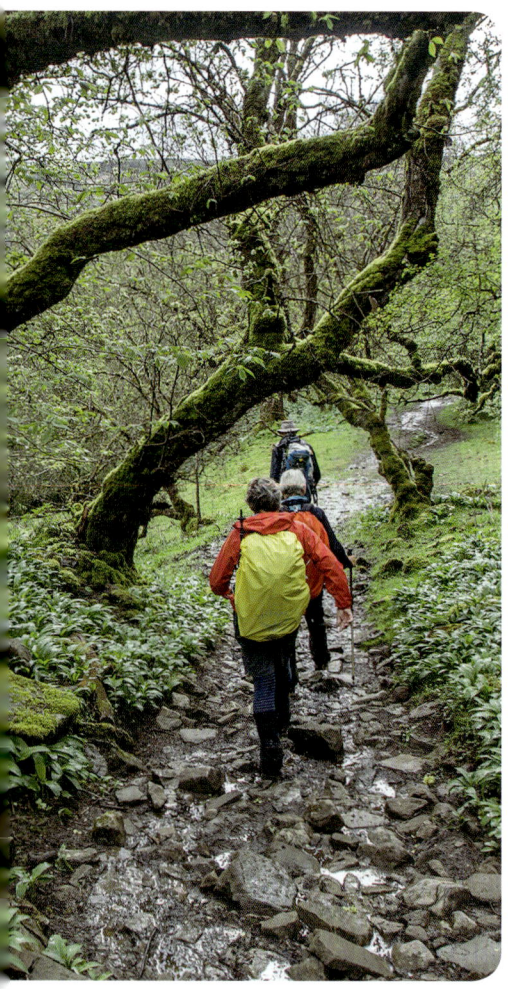

Unsere innere Beweglichkeit

Doch wenn unser Leben schon im Ganzen von Bewegung geprägt ist, liegt es da nicht nahe, dass nicht nur das Gehen, sondern das reine Prinzip der Bewegung eine Kraftquelle für uns sein kann? Vielleicht nicht direkt für unsere Muskeln, aber wie schon gesagt: Auch der Mikrokosmos ist in Bewegung, wozu auch unsere sich pausenlos bewegenden ganz persönlichen Hirnströme gehören. Diese sorgen im Stillen für alle automatisch ablaufenden Lebensvorgänge, aber sie halten auch unsere Fantasie und unser Denken in Bewegung. Blitzschnell schicken uns diese Impulse zum Beispiel an alle denkbaren Orte der Welt, was sogar bestens im Sitzen geht und damit für unsere unübertroffene innere Beweglichkeit spricht. Und die sollte uns als Kraftquelle schon auch wichtig sein.

Der Duden beweist es

Bewegung ist ein Prinzip des Lebens. Wie das geht, haben zwar erst die modernen Wissenschaften wie die Physik, davor noch die Philosophie und ganz aktuell die Logistiker von Amazon entdeckt, doch es gibt einen Beweis dafür, dass uns Menschen die Sache mit dem Prinzip Bewegung schon vor vielen

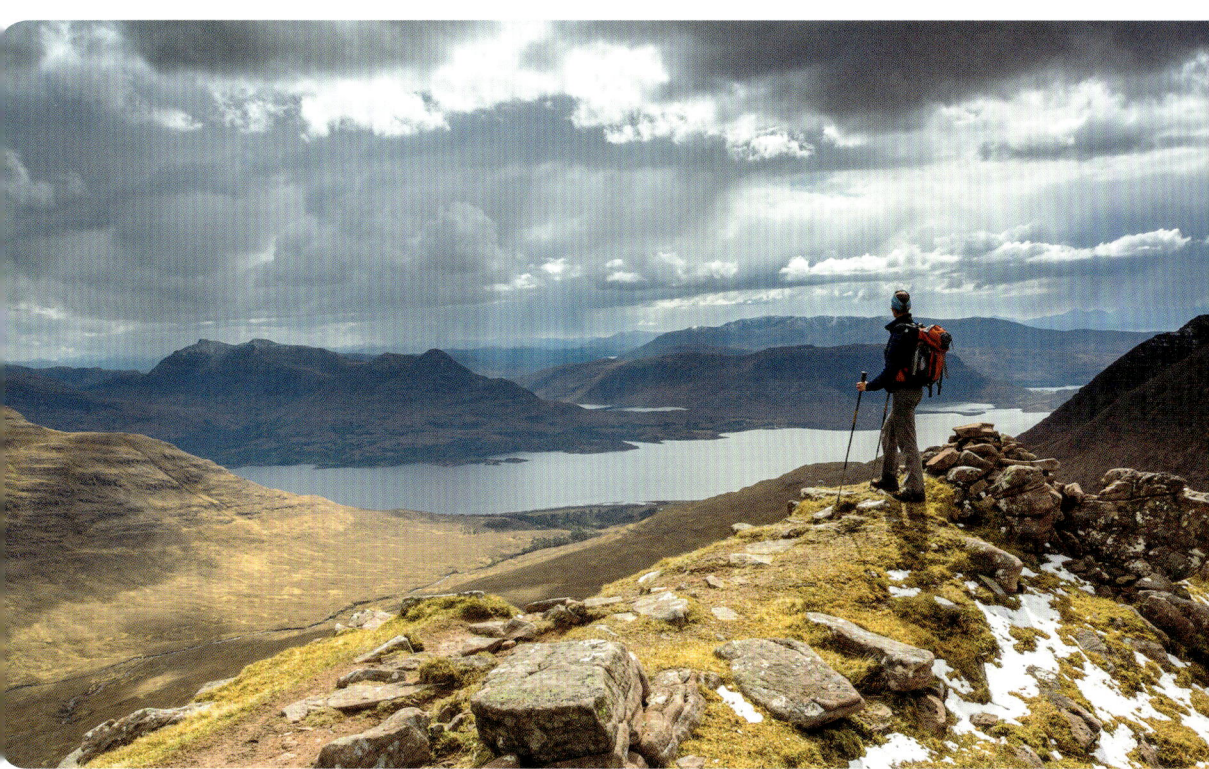

Jahrtausenden aufgegangen ist. Den Beweis liefert uns ein Blick in unsere Sprache, diese unvergleichliche uralte Kulturtechnik.

Bewegung braucht einen Anstoß

In der Duden-Redaktion wird dieser Beweis am Verbum »gehen« sogar quantifiziert, mit erstaunlichen Ergebnissen! Unter den einhundert häufigsten Wörtern im gesamten Dudenkorpus steht das Verb »gehen« auf Platz 12, zwischen »machen« und »stehen«. Und bei den einhundert häufigsten Wörtern in deutschsprachigen Romanen sogar auf Platz 9, zwischen »kommen« und »wollen«. Das macht für sich genommen schon einen starken Eindruck. Was der Duden dann noch unter Bedeutung, Definition, Synonymen, Unterbegriffen und Redewendungen zum Verb »gehen« anbietet, das geht über manche Vorstellung.

Jede Bewegung, sagt die Physik, braucht einen Anstoß – damit was geht. Wer jetzt meint: »Was geht mich das Prinzip Bewegung an, das geht mir doch sonst wo vorbei!«, dem geht vielleicht nur der passende Anstoß ab. Ein wenig durch die Auswahl der Redewendungen spazieren, dann geht's vielleicht wieder. Wie geht gleich noch mal das Seume-Zitat? »Es würde alles besser gehen, wenn man mehr ginge!« Also, auf geht's!

Weit und ohne Schlaf

Es gibt sie, die Herausforderungen vor der Haustür, quasi gratis. Einziges Investment: die mentale und körperliche Stärke, es durchzuhalten. 24-Stunden-Wandern, 48-Stunden-Wandern. Gehen ohne Schlaf. Mittlerweile lebt eine ganze Industrie von berühmten Wander-Gurus, die das Gehen zu ihrem Ding gemacht haben.

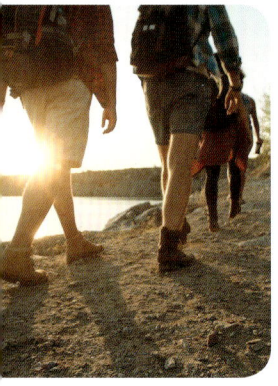

Ohne Pause

Thorsten Hoyer ist derzeit Deutschlands bekanntester Langzeitgeher. Der gelernte Koch und Touristikfachwirt betreibt das Non-stop-Gehen professionell. 130 Kilometer von Oberstdorf nach Meran, dafür brauchte Hoyer 48,5 Stunden. Da er eine ausgezeichnete Grundkondition hat, erfolgt seine Vorbereitung rein mental. Das Einprägen der Route, gedachte Belohnungspausen, Aussichtspunkte, Abschnittmotivation. Wer solche Grenzerfahrungen lernen möchte, kann Hoyer als Geh-Coach engagieren.

Immer mehr Menschen lassen sich von medial bekannten Geh-Persönlichkeiten anstecken und suchen den Kick in anspruchsvollen Geh-Erfahrungen.

Der Fernsehjournalist Manuel Andrack, der nach dem Aus der Harald-Schmidt-Show neue Herausforderungen suchte, ist mittlerweile auch Wanderprofi und publiziert darüber (s. S. 110). Er schloss sich Hoyer einmal bei einem 24-Stunden-Trip an und verarbeitete die Erfahrung literarisch. Der tatsächlich schwierigste Part war das Wandern in der Nacht, schreibt er. Der hüpfende Kegel der Stirnlampe, die Orientierungslosigkeit, die nächtlichen Geräusche sind irritierender als die Erschöpfung. Tatsächlich suchen immer mehr Menschen den Kick des Non-stop-Wanderns. Auch der südtiroler Bergsteiger Hans Kammerlander, Bezwinger vieler Achttausender, ist mit über 60 Jahren dem Extremsport treu geblieben. Highlight seines Angebots sind die 24-Stunden-Wanderungen. Solche Herausforderungen unter Anleitung von erfahrenen Gehern zu machen ist ein sinnvoller Schritt in Richtung »Gehen 2.0«. Neben Profitipps, was Ausrüstung und Lauftechnik betrifft, kann hier auch mentale Stärke durch die Gruppe trainiert werden.

Gehen in der Gruppe hat Tradition

600 000 Mitglieder zählt heute der deutsche Wanderverband, der auf den 1864 gegründeten Badischen Schwarzwaldverein zurückgeht. Zunächst lag dem Verband der Ausbau guter Wanderwege am Herzen. Dazu kam um 1900 die Fürsorge für die Natur und naturwissenschaftliche Kenntnisse. Heute sind mit der Initiative »Wanderbares Deutschland« umwelt- und sozialverträgliches Reisen ein großes Thema sowie Wandermotivation für Kinder und Jugendliche und Naturschutz. Dem Verband unterstehen 58 Ortsvereine. Wer es bergig mag, für den bietet der Deutsche Alpenverein (DAV) den idealen Dachverband. Neben geführten Routen, Kartenmaterial und Profitipps verhilft die Alpenvereinsmitgliedschaft zu günstigen Hüttenübernachtungen.

Training fürs Extremwandern

- »Langsam beginnen, stetig steigern«, heißt die erste Zauberformel.
- Gute Ausrüstung und körperliche Grundfitness sind Bedingungen.
- Vorinformation, zum Beispiel über Blogs, können eine mentale Unterstützung sein.
- Wer noch nie im Freien übernachtet hat, sollte mit einer Zeltnacht im nahen Wald beginnen.
- Das Packen des Rucksacks ist eine Königsdisziplin. Mehr als 20 kg darf er nicht wiegen, das meiste davon sollte Proviant sein, das meiste davon wiederum Getränke, wenn die Frischwasserversorgung unterwegs nicht garantiert ist.
- Der richtige Schuh: Ein Besuch beim Orthopäden verhilft eventuell zu den richtigen Einlagen, die einen sicheren Tritt garantieren.

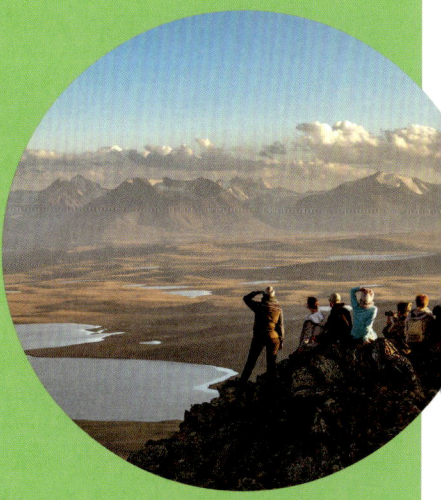

Denn wer in der freien Natur unterwegs ist, kann auch schnell in Not sein, so Mathias Hascher, Vorstand des Alpenvereins Berlin.

Grundausstattung

Softshelljacken und -hosen, gute Schuhe Regenzeug, Multifunktionstücher (Buff), doppelwandige Socken gegen Blasen, evtl. Badehose, Handschuhe, Mütze, Erste-Hilfe-Set, Taschenmesser, Kartenspiel.

Den Alltag vergessen als »Waldläufer«

Waldläufer, sind das nicht Figuren aus den Büchern von Jack London oder aus J. F. Coopers »Lederstrumpf«? Können diese Legenden aus der Welt der Trapper uns heute noch irgendwie als Vorbild dienen? Und überhaupt, dürfen wir heute einfach so durch unsere Wälder laufen?

Survival nicht gefragt

Die Frage mit unseren Wäldern ist schnell geklärt: Ja, wir dürfen, auch außerhalb der Wege. Im Prinzip, denn es gibt wie überall Ausnahmen, zum Beispiel erkennbare Aufforstungsflächen, durch Schilder gesperrte Zonen oder alles, was eingezäunt ist. Doch grundsätzlich gibt es eine Betretungserlaubnis der Wälder als Natur- und Erholungsraum, allerdings immer auf eigene Gefahr! Beim Stichwort Gefahr und Wald denkt man rasch an den Hype um das Thema »Survival«. Der moderne Waldläufer will und muss aber nicht ums Überleben kämpfen. Ausrüstung ist für ihn trotzdem nur als Minimalversion ein Thema.

Unbeschwertes Streunen

Bei den Survival-Kursen wird gerne das Feuermachen nach Ötzi-Art gelehrt, quasi als Symbol für die Beherrschung der Natur. Der Waldläufer von heute hält sich mit derlgleichen Kraftakten nicht auf, denn offenes Feuer im Wald ist erstens verboten und zweitens will er als Querfeldeingeher seine Zeit lieber für die Wahrnehmung der Natur nutzen und nicht stundenlang Stöckchen zwischen den Handflächen drehen und Zunder zum Qualmen bringen. Er sucht das unbeschwerte Streunen abseits der Wege durch unsere heimische »Wildnis«, manche nennen das Bushcraft, und meistens reicht ihm für dieses Abenteuer ein Tag und den überlebt er auch ohne Lagerfeuer und warme Mahlzeit.

Weglos durch die Wildnis

Deutschland und Österreich sind die waldreichste Länder Mitteleuropas, knapp ein Drittel der deutschen Gesamtfläche ist mit Wald bedeckt. In Österreich sind es sogar 48 Prozent, aber steiler Bergwald ist nicht gerade das, was der Waldläufer sucht. Um weglos durch die »Wildnis« zu laufen, gibt es in unseren Mittelgebirgen unendliche Möglichkeiten, Hindernisse inklusive. Sich mit wachen Sinnen über federnden Waldboden bewegen, durch Busch und Dickicht kämpfen, Bachläufe überwinden, sich am Sonnenstand orientieren und essbare Wildpflanzen entdecken, das reicht als Erstes für einen Tag Abenteuer als Waldläufer. Wer sich an längere Touren wagt, wird natürlich im Freien campieren und sicher auch ein Feuerchen machen wollen. Dafür empfiehlt es sich, vorher unbedingt beim zuständigen Forstamt eine Erlaubnis zu erfragen. Man muss nicht generell mit einer Ablehnung rechnen.

Waldläufers Feierabend

Es dämmert, ein Versteck als Lagerplatz am Bach ist gefunden, die »Isomatte« aus Zweigen und Laub ist fertig. Unter der Plane ist es warm und trocken, zu hören ist nur der Wald, ich bin still und gehöre dazu. Wer hat mich hierher gebracht? Meine Füße, wer sonst!

Was man (vielleicht) braucht:

- Wasserdichte Plane, leichte Hängematte für den Mittagsschlaf, Halblitertopf mit Deckel, Küchenmesser, Wasserfilter, Feuerzeug, Teelicht
- Karte und Kompass, Lebensmittel und Kleidung nach Geschmack
- Entbehrlich: Zelt, Isomatte, Rambomesser, Astronautennahrung, Besteck und Seife

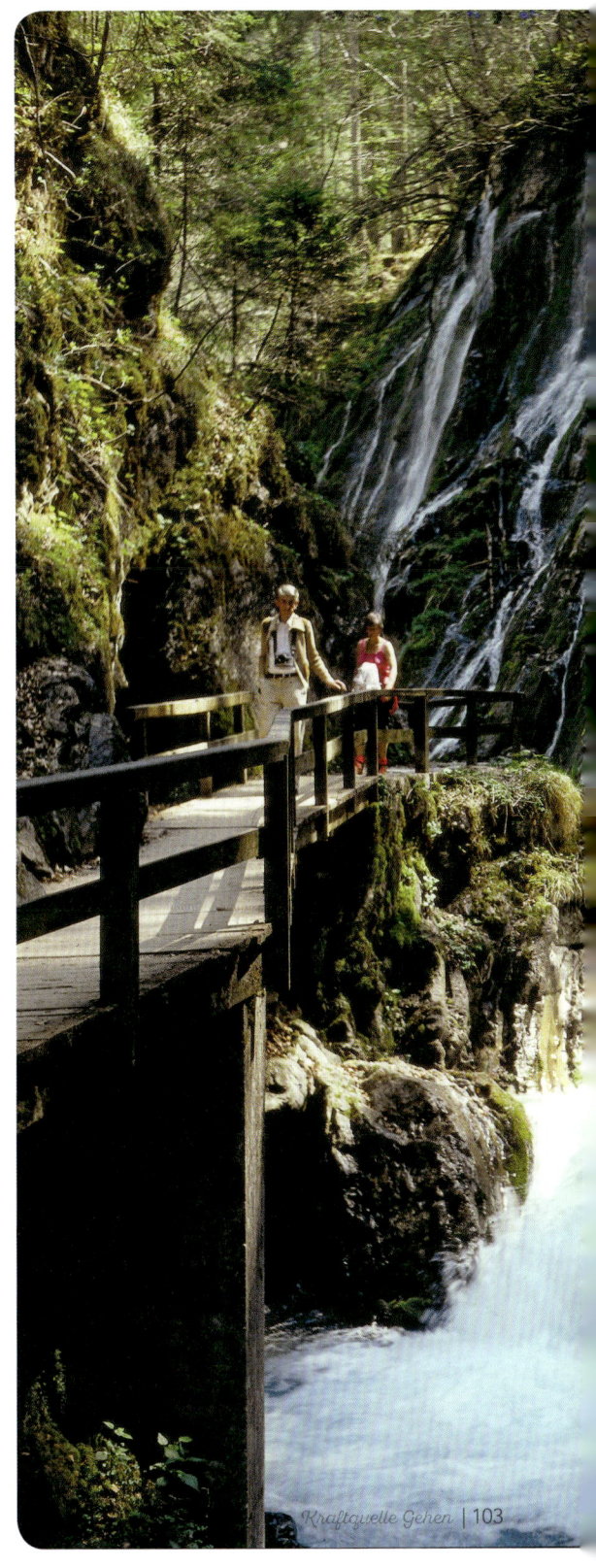

In 5 Stufen zum Gehprofi

Vorausgesetzt, man ist gesundheitlich nicht eingeschränkt, kann man gehen, wo und wann man will. Es kostet nichts, und wenn man nicht gleich in Kategorie 3 oder 4 einsteigen möchte, ist noch nicht einmal besondere Ausrüstung nötig. Das macht diese menschenälteste Fitnessbewegung so einzigartig.

Für jeden Geher etwas

Gehen ist einfach. Doch wir tun es meist viel zu selten. Liegt es an der Attraktivität, an der Zeit, die man gegenüber anderen Bewegungsarten dafür braucht, an den Wegen oder am inneren Schweinehund, den es zu überwinden gilt, wenn, egal welches Wetter, Gehen zur ersten Option werden soll? Auch beim Gehen gilt, das persönliche Maß zu finden oder sich gar zu steigern, denn Gehen kann süchtig machen!

Typ 1: Der Alltagsgeher

Viele der oben gestellten Fragen könnten schon in dieser Kategorie beantwortet werden. Überlegen Sie, wie weit Wege wirklich sind. Ist der Weg zum Büro wirklich nicht zu Fuß zu schaffen oder zumindest ein Teil davon? Kann ich jemanden motivieren, mit mir zu gehen, und sei es nur einmal die Woche? Gibt es in meiner Umgegend Ecken, die ich nicht kenne und die man einmal zu Fuß erkunden könnte? Was am Gehen langweilt mich? Brauche ich vielleicht eine andere Umgebung? Gespräche, Ruhe, Ablenkung, Natur oder Stadt? Nach einer kleinen Gehverhalten-Anamnese werden Sie herausfinden, welche Gehmuster auf Sie zutreffen. Dann wäre da noch die Sache mit der Kondition. Es ist auch noch kein Geher vom Himmel gefallen, und wer lange Zeit sein ursprünglichstes Bewegungsverhalten vernachlässigt hat, ist schlicht und einfach aus der Übung und kommt recht schnell aus der Puste. Also müssen die Gehradien allmählich gesteigert werden. Gleich mit einem 2-Stunden-Spaziergang zu beginnen wäre demotivierend. Denn nicht nur die Füße,

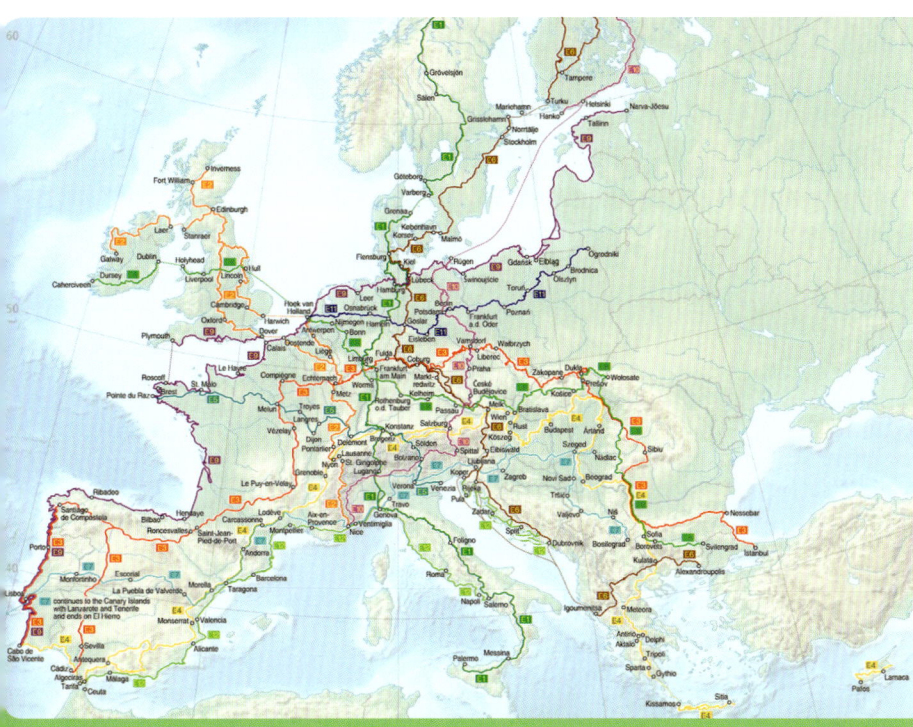

Wer alte Handelsrouten, Pfade und Meditationswege sucht, wird auf den Weitwanderwegen in Europa fündig.

auch der Kopf dankt es nicht, der ist nämlich statt mit Entspannen mit Schmerzbewältigung beschäftigt. Erweitern Sie lieber Tag für Tag oder Woche für Woche Ihren Radius. Nehmen Sie sich für den Spaziergang Zeit, wie Sie sich Zeit für ein Fitnessstudio nehmen würden, am besten zunächst in einem begrenzten Zeitfenster, zum Beispiel in der Mittagspause. Ein gutes Stichwort, denn vielleicht findet sich dafür ein Begleiter.

Typ 2: Der Freizeitgeher

Am Wochenende ein ausgedehnter Ausflug zu Fuß ist schon die höhere Gehweihe. Dafür sollten Sie planvoll Routen aussuchen. Egal wo gegangen wird, die Touren sollten 4 bis 5 Stunden nicht übersteigen, bei bergigen Routen genügt auch weniger. Wanderführer, z. B. des DAVs, und der Deutsche Wanderverband leisten die nötige Vor- und Infoarbeit. Wer mag, schließt sich dem örtlichen Wanderverein an oder einer privat initiierten Gruppe. Wer dem Gehen tatsächlich einen speziellen Rahmen geben möchte, bucht einen Wanderurlaub, durchaus mit geführten Routen und geselliger Gruppe, das vereint gleich mehrere Aspekte. In Kombination mit Wasser, zum Beispiel Flusswandern oder Wandern und Wild Swimming. Wandern und Kneippen bringt einen zusätzlichen Fitness- und Erholungswert, ohne den Bewegungsapparat zu belasten.

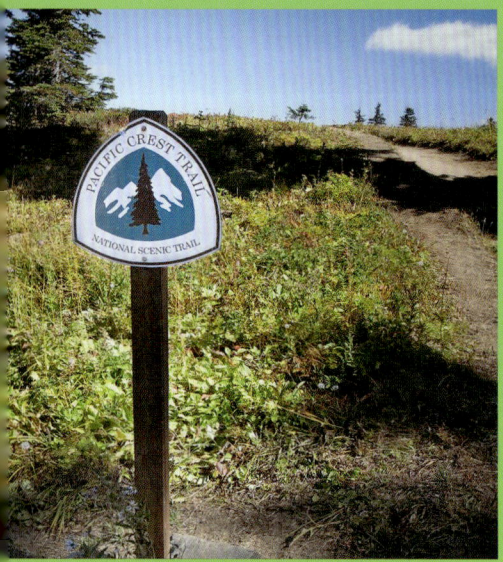

Die 7 größten Touren der Welt

- Pacific Crest Trail: 4265 km
- Trans Canada Trail: 18 000 km
- Grand Italian Trail (Sentiero Italia): 6166 km
- Hokkaido Nature Trail: 4585 km
- Baker Historical Trail (Afrika): 805 km
- Great Himalayan Trail: bislang 1700 km
- Te Araroa (Neuseeland): 3000 km

Fast alle Trails bieten atemberaubende Aussichten (von oben links im Uhrzeigersinn): Pacific Crest Trail und Grand Italian Trail, Great Himalayan Trail, Te Araroa, Trans Canada Trail, Hokkaido Nature Trail

Typ 3: Der Amateurgeher

Wer zum Beispiel auf eine ausgedehnte Pilgerreise gehen möchte, der sollte nicht ganz untrainiert starten. Auch mehrtägige Wanderungen entfalten je nach Anforderung ihre positive Wirkung besser, wenn man sie nicht ganz ungeübt unternimmt. Grundsätzlich hängt der Erfolg anspruchsvoller Wanderungen von Planung, Ausrüstung, körperlicher und mentaler Fitness ab. Wer dem Gehen einen ambitionierteren Raum geben möchte, kann bei Gruppenwanderungen unter erfahrener Anleitung so viel Wissen sammeln, dass die individuelle Wanderung ein Erfolg wird.

Typ 4: Der Profigeher

Wer in Europa zum Weltgeher werden möchte, hat gute Chancen, einen ordentlich vorbereiteten Wanderweg zu finden. 12 Fernwanderwege quer durch Europa hat die Europäische Wandervereinigung (gegründet 1969) bisher kategorisiert. Unter www.wanderbares-deutschland.de, www.oefs.at und www.wandern.ch können Touren nach jedem Geschmack und in jedem Bundesland Deutschlands, Österreichs oder den Kantonen der Schweiz inklusive Tourenbeschreibung und Kartenmaterial abgefragt werden. Die Vorbereitung einer Tour ist wie bei kaum einer Sportart exzellent und kostengünstig gewährleistet.

Typ 5: Der Leistungsgeher

Wer die 7 längsten Wanderungen der Welt unternehmen möchte, braucht mentale und körperliche Stärke, Erfahrung, viel Zeit und eine gehörige Portion Abenteuergeist. Aber ein großes Ziel macht einen guten Läufer, und wenn es stets nur der Traum der Great Tour ist, der uns Weg für Weg zurücklegen lässt.

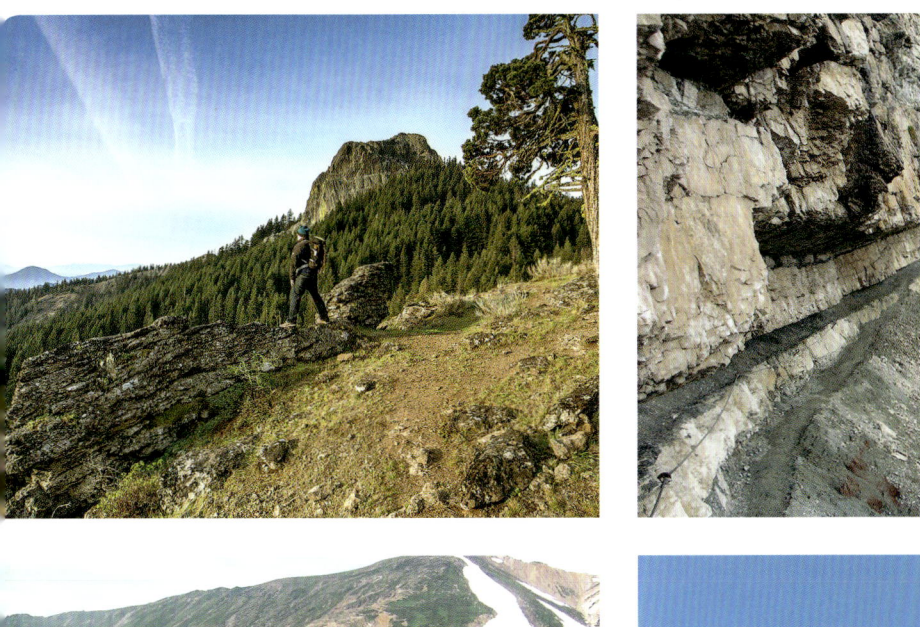

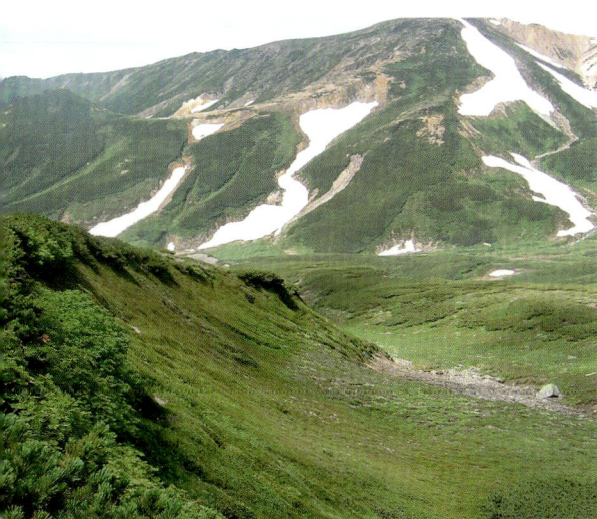

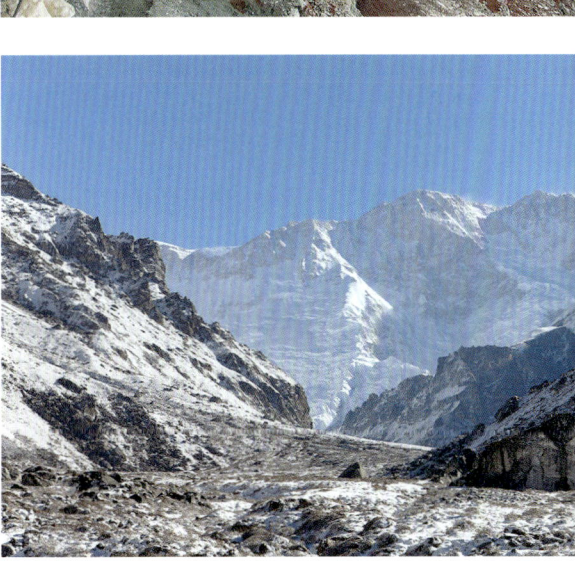

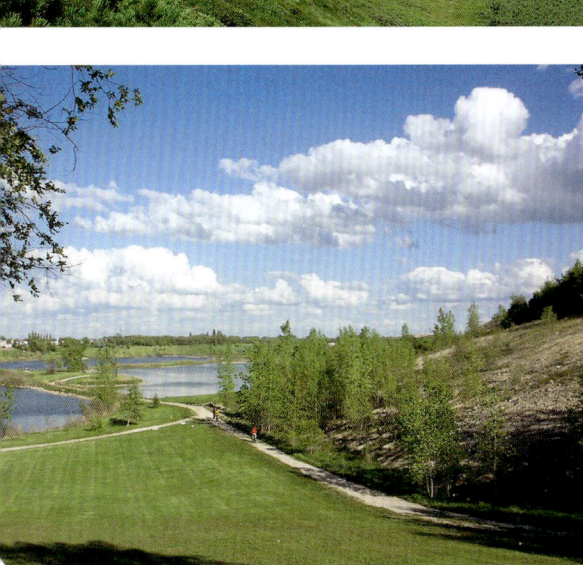

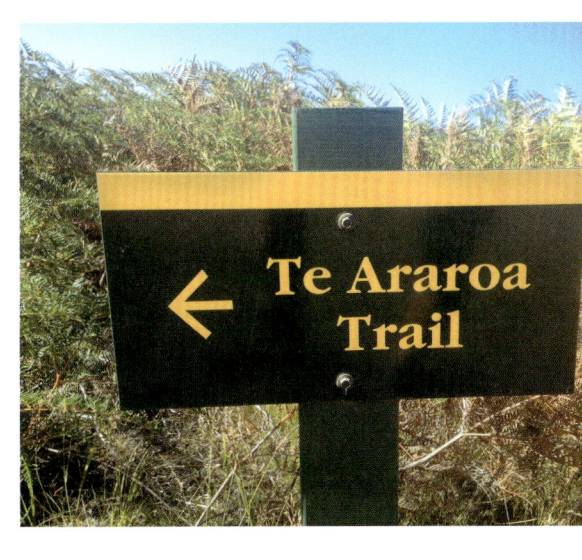

Te Araroa
Trail

Personenverzeichnis

Stichwortverzeichnis

Weiterführende Literatur

Andrack, Manuel: Das neue Wandern, 2. Aufl., 2011

Arvay, Clemens G.: Der Biophilia-Effekt, München, 2017

Bürstenmayr, Manfred/Franz, Gerald: Zu Fuß, Geschichten über das Gehen, Wien, 2010

Espedal, Tomas: Gehen, Berlin, 5. Aufl., 2017

Grober, Ulrich: Vom Wandern, Hamburg, 4. Aufl., 2015

Hartmann, Stefanie: Abnehmen im Spaziergang, 2016

Joyce, Rachel: Die unwahrscheinliche Pilgerreise des Harold Fry, Frankfurt a. M, 2015

König, Johann-Günther: Zu Fuß, Eine Geschichte des Gehens, Stuttgart, 2013

Luijpers, Wim: Die Heilkraft des Gehens, München, 5. Aufl., 2014

Macfarlane, Robert: Alte Wege, Berlin, 2016

Mayer, Andreas: Wissenschaft vom Gehen, Frankfurt a. M., 2013

Rufin, Jean-Christophe: Nichts gesucht, alles gefunden, München, 2017

Sänger, Jarle: 111 Gründe Wandern zu gehen, Berlin, 2. Aufl, 2016

Strayed, Cheryl: Der große Trip, München 2014

Sußebach, Henning: Deutschland ab vom Wege, Reinbek, 2017

Thoreau, Henry David: Walden, München, 1999

Thoreau, Henry David: Vom Spazieren, Zürich, 2004

Thürmer, Christine: Laufen, essen, schlafen, Berlin, 2016

Weiss, Mark: Spazieren Sie sich schlank, 2016

Weisshaar, Bertram: Denkweg, München, 2016

Textnachweis

Klaus Bovers: 8–9, 16–17, 20–21, 22–23, 24–25, 28–29, 38–39, 44–45, 48–49, 50–51, 54–55, 62–63, 64–65, 68–69, 72–73, 74–75, 88–89, 92–93, 96–97, 98–99, 102–103

Christine Paxmann: 12–13, 14–15, 18–19, 26–27, 30–31, 34–35, 36–37, 40–41, 42–43, 46–47, 52–53, 56–57, 60–61, 66–67, 70–71, 76–77, 78, 80–81, 84–85, 86–87, 90–91, 94–95, 100–101, 104–106

Wir danken

Dr. Rainer Brämer vom Deutschen Wanderinstitut e. V.
und
Bertram Weisshaar, Proemnadologe
für ihre fachliche Unterstützung.

Bildnachweis

Klaus Bovers: 29, 73, 92, 103 | Christine Paxmann: 5 (mitte, rechts), 40, 6, 73, 92
Fotolia: Shinedawn 1, 5 (oben links, mitte links, unten rechts), Nasared 8/9, jul14ka 10/11, Maridav 13, Tristan3D 15, Gerhard Wanzenböck 17, biker3 18, romy mitterlechner 19, danmir12 21, Doryx 23, trek6500 25, Bwpreiss 27, Bilderzwerg 30, Alexander 32/33, Kanea 35, Sven Lägler 37, Alan 41, Sveta 43, Friedberg 45, 46, 47, svl861 50, Blickfang 51, Kevin 53, NicoElNino 55, pwmotion56, Photocreatief 57, Andrii IURLOV 58/59, rh2010 66, WoGi 67, Mattoff 70, Petra Homeier 71, vitaliymateha 74, bjorn999 77, Artfocus 81, Galyna Andrushko 82/83, Michelangeloop 85, Rasica 89, YakobchukOlena 91, kichigin19 95, VRD 96, 98, Duncanandison 99, Framestock 100, Cppzone u. Saimanfoto 101
Eichler, Thomas: 69 | Laif/David Klammer: 44
Mauritius images: Glasshouse / Tony Demin 2/3, age fotostock / Ton Koene 6
Wikimedia: Mayer Bruno: 38 / Chmee2: 39 / 62 / Paolo da Reggio 65 / Jérome Bon 79 (oben links) / Kauk0r 79 (oben rechts) / Marcos Felipe Faria Terra Siqueira 79 (Mitte links) / ROVER_JP 79 (Mitte rechts) / Mihael Grmek: 79 (unten links) / Funke, Sabine: 79 (unten rechts)/ 87 / Mujaddara: 93 / Rene Schröder 5 (unten, links), 97 / Maximilian Dörrbecker 105 / Steven Pavlov 106 / 107 (oben links) / Rüdiger Kratz 107 (oben rechts) / 107 (Mitte links) / neuda4nik: 107 (Mitte rechts) / Van Whitehead 107 (unten links) / Vanerplateza: 107 (unten rechts)
Coverbild: Fotolia/africastudios

Impressum

Bibliografische Information der Deutschen Nationalbibliothek
Die Deutsche Nationalbibliothek verzeichnet diese Publikation in der Deutschen Nationalbibliografie; detaillierte bibliografische Daten sind im Internet über http://dnb.d-nb.de abrufbar.

Umschlagkonzeption und -gestaltung: Christine Paxmann text • konzept • grafik, München
Umschlagfotos: Fotolia; Einklinker vordere Klappe 3. Bild: Klaus Bovers; unten: ROVER_JP, hintere Klappe 3. Bild: Marcos Felipe Faria Terra Siqueira
Layoutkonzept Innenteil, Layout/DTP: Christine Paxmann text • konzept • grafik, München

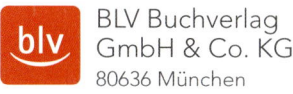

BLV Buchverlag
GmbH & Co. KG
80636 München

www.facebook.com/blvVerlag

Gedruckt auf chlorfrei gebleichtem Papier

Printed in Germany
ISBN 978-3-8354-1775-5

Hinweis
Das vorliegende Buch wurde sorgfältig erarbeitet. Dennoch erfolgen alle Angaben ohne Gewähr. Weder Autoren noch Verlag können für eventuelle Nachteile oder Schäden, die aus den im Buch vorgestellten Informationen resultieren, eine Haftung übernehmen.

BLV im WEB

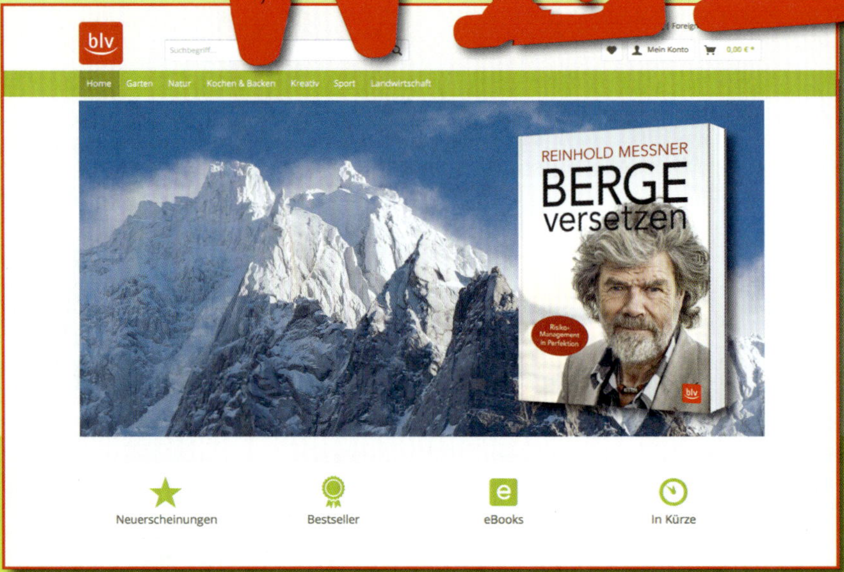

In unserem Webshop warten weit über 500 lieferbare Titel zu den Themen Garten, Natur, Sport, Fitness, Kreativ und Kochen auf Sie.

Surfen Sie doch mal vorbei und bestellen Sie **versandkostenfrei**.

Versandkostenfrei bestellen: www.blv.de